KB105883

전통지식으로서 민간요법과
도서민의 치병생활

전통지식으로서 민간요법과 도서민의 치병생활

발행일 2020년 6월 29일

지은이 박혜영
펴낸이 손형국
펴낸곳 에세이퍼블리싱
편집인 선일영

출판등록 2004. 12. 1(제2012-000051호)
주소 서울특별시 금천구 가산디지털 1로 168, 우림라이온스밸리 B동 B113~114호, C동 B101호
홈페이지 www.book.co.kr
전화번호 (02)2026-5777
팩스 (02)2026-5747

ISBN 979-11-970628-5-8 93510 (종이책)

전통지식으로서 민간요법과 도서민의 치병생활

박혜영 지음

ESSAY

서문

Post.doc. 꿈같은 말이었다. 정식으로 연구비를 지원받으면서 내 이름을 걸고 공부를 할 수 있다니. 한 차례 낙방을 겪고서, 재도전 끝에 합격통지를 받았다. 박사 논문을 쓰는 내내 깜깜한 우물 안에서 하늘이 비치는 꼭대기를 쳐다보며, 이 시간이 지나면 무언가 다른 세상이 펼쳐지리란 막연한 기대를 안고 지냈다. 그러나 졸업과 동시에 학교 담 밖을 나오는 순간 현실 앞에 모든 게 무너지기 시작했다. 강의 경력이 전무한 졸업생이 타지를 떠돌면서 내민 강의지원서는 번번히 탈락이었다. 생계가 막막했다. 세간에 시간강사 처우를 운운하는 기사가 만연했지만, 나의 처지는 비정규직 시간강사에 견줄 수 없을 정도로 초라했다. 아무런 연고도 없는 뜨내기, 오갈 곳 없는 지방대 박사학위 소지자의 무능력함을 자책하는 동안에도 기댈 곳이라곤 나 자신밖에 없었다.

홀로 악다구니를 써가며 써 낸 계획서가 채택되었다니. 학문후속세대 박사 후 국내연수 선정, 결과 공고를 몇 번을 다시 보아도

심장이 쿵쾅거렸다. '됐다', '살았다', '나도 할 수 있구나'. 그런 말들이 스쳐갔다. 설레는 마음으로 연수지도를 맡아주신 조경만 교수님께 전화를 드렸다. "잘됐네." 수화기 너머로 기뻐해주시는 목소리가 반가웠다.

박사 후 국내연수는 모교에서 받을 수 없다. 그래서 이제 갓 모교를 떠난 졸업생이 연수기관과 연수지도교수를 정하기란 녹록지 않은 일이었다. 그런 만큼 무작정 계획서를 들고 지도교수님을 찾아뵈었을 때 흔쾌히 연수지도를 승낙을 받을 수 있었던 게 천운이라고 여긴다. 연수지도교수님은 지원 신청 당시 민속학이라는 학문 분야에는 마땅한 항목이 없으므로 연수 주제와 내용에 맞게 인류학의 일환으로 신청할 수 있도록 살뜰한 조언을 아끼지 않으셨다. 연수 기간 동안 지도교수님과 완도 일대를 탐방하면서 연수 주제에 대한 안목을 넓힐 수 있었다. 타지의 타 기관 소속 연수자가 연구 활동을 할 때 연수지도교수님은 학문적인 보호자나 다름없었다.

학문후속세대는 누구인가. 학문후속세대는 연구자로서 홀로서기를 하는 입문자이다. 연구재단의 지원 제도에 갓 편입한 비정규직 신진연구 인력이자, 교수 사회의 카르텔 안에서 겁 없이 학문으로 생계를 잇고자 뛰어든 사회적 신생아이다. 계약 관계에 따라 모든 게 원점으로 돌아갈 수 있는 을이자, 대학원생도 아니면서 대학원생 수준을 뛰어넘기가 아직은 벅찬 사회초년생이기도 하다. 교수도 학생도 아닌 신분으로 살아가는 이방인. 연구과제 선정의 당락에 따라 언제고 학업과 생업 사이에서 아슬아슬한 줄타기를 해야 하지만, 연구의 성과를 내는 것 말고는 뾰족한 수가 없는 소외된 약자이기도 하다.

박사 후 국내연수자로 선정됐을 땐 이제야 비로소 제도적 지원을 받을 수 있다는 안도감이 가장 컸다. 연구자라는 이름으로 연명 가능한 최소한의 신분증을 받은 셈이었다. 연구지원금보다 소중했던 것은 연구자로서의 정체성, 삶의 의지를 제 스스로 더 이상 깎아내리지 않고 지킬 수 있었다는 점이었다. 학생 신분이 아니면서도 박사논문을 쓰면서 허기졌던 활동의 공백을 메우고 인접 분야로 관심을 넓혀 학문적 유대를 쌓을 수 있던 귀한 경험이었다. 무엇보다 삶의 현장에서 따뜻하게 맞아주시고 지혜를 가르쳐주신 어르신들 은혜 덕에 공부를 할 수 있었다. 특히 이제는 고인이 되신 신안 장산도씻김굿 보유자였던 이귀인 어르신의 명복을 빈다.

이 연구를 통해서 필자는 한의학의 범주에서도 소외되어 대체의학의 변두리에 있는 민간요법의 면모를 되짚고, 민간요법이 무형의 지적재산이자 문화적 자산이라는 인식을 제고하고자 했다. 전통지식으로서 한의약 지식과 민간요법의 유기적 관련성을 가늠할 수 있으며, 나아가 무형유산으로서 가치와 활용 가능성을 조망할 수 있다는 점에 이 연구의 의의가 있다. 그러나 본고에서는 자료 수집의 한계로 인하여 민간요법 중에서도 침술이라든지 물리적 치료요법, 산중의술 등 다양한 분야를 총망라하지는 못하였다. 연구 주제와 관련하여 고문서를 수집하였으나 자료 제공자인 정칠수 어르신이 병환이 깊어 추가 조사를 진행하지 못했으며, 이귀인 어르신과도 면담 조사를 진행했지만 노환으로 작고하여 굿문서와 관련된 인터뷰 자체가 불가한 상황에 놓였다. 그런 까닭에 수집된 각각의 문서에 대한 정치한 분석보다는 도서지역에서 행해지던 치료요법과 경험적 전승의 국면이라든지 한의약과의 관계성을 짚어내는 데 중심을 두었다.

기관과 재단, 지원과 제도의 문턱을 오르내리며 잡초처럼 지내온 시간이 내게 남긴 것은 초심의 마음이었다. 그 마음을 지켜주고자 후배처럼 끌어주고 제자처럼 보살펴주신 분들께, 특히 목포대학교 조경만 교수님과 이헌종 교수님께 진심으로 감사드린다. 맨 처음 계획서를 쓸 때 부산 동아대학교 김형근 교수님은 선배로서 조언을 아끼지 않으셨다. 비록 1차 지원에서 선정되지는 않았지만, 연수계획서를 검토하고 조언을 해주신 이경엽 교수님과 홍석준 교수님 덕분에 포기하지 않고 2차 지원을 할 수 있었다. 포닥(Post Doctor) 연수자로서의 활동을 먼발치에서 응원해주신 학부 시절 은사님, 한국예술종합학교 허용호 교수님께도 감사드린다. 동학인 김신효 박사님과 윤동환 교수님도 연구과제를 마무리할 수 있도록 격려를 아끼지 않으셨다. 특히 홍태한 교수님은 치병의례와 관련하여 손님굿 말치레 논문을 쓸 것을 추천해주셨더랬다. 이 책에 싣지 못했지만, 논문을 완성해서 개정판에 수록할 것을 다짐해본다. 한의약이나 중의약 관련 내용을 검토하는 데는 산

동중의약대 박지호 박사의 도움이 컸다. 그 과정에서 서툰 일을 문의할 때마다 허심탄회하게 응대해주던 목포대학교 산학협력단 이지연 담당자와 한국연구재단 담당자의 친절과 사려 깊은 배려 덕에 그나마도 여기까지 올 수 있었다.

어렵게 얻은 2년 차 연구 기회를 1년 차 연구로 마무리할 수밖에 없어 아쉬움도 크다. 이 책은 초고나 다름 없다. 서툰 글을 더 섬세하고 단단하게 채울 수 있는 훗날을 기약하면서 출판을 결정했다.

기관이나 재단의 지원 대상으로 선택된 학문후속세대가 아니라도 여전히 후학으로서 살아남는 것. 어쩌면 마지막이 될지도 모를 연구를 마무리하면서 곱씹어 보지만, 참 가깝고도 먼 꿈이다.

2020년 6월

차례

제4장
전통지식으로서 민간요법의 전승

제5장
주술치료와 치병의례의 가치와 의미

제1장

민간요법에 대한 양가적 시선

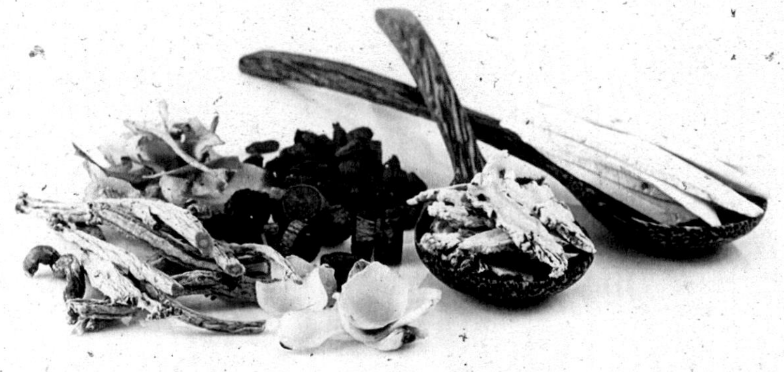

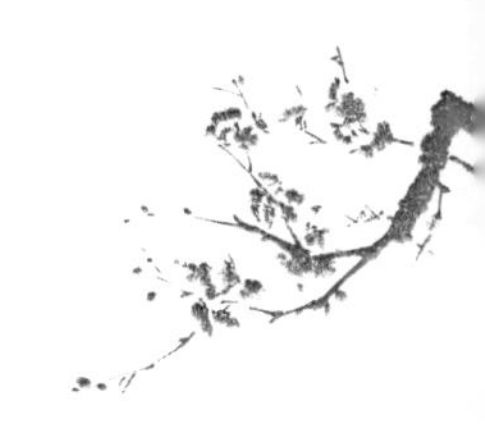

의료체계의 변화와 민간요법

민간요법은 민간에 전승되어온 서민들의 치료 행위 일체를 가리킨다. 대개 문헌 고증이나 명의의 비방보다는 대개 경험과 구전(口傳)을 통해 전승력을 유지해온 일종의 전승요법(傳承療法)이기도 하다. 대개 일상생활에서 쉽게 접근할 수 있는 방법과 생활환경에서 쉽게 구할 수 있는 재료들을 활용하는 경우가 많다. 전남 도서해안지역의 민간요법은 강과 연안, 도서환경을 포함한 해양지역의 자연환경 및 인문환경과 상호관계 속에서 전승되어 왔다. 특히 국가 차원의 의료혜택을 받기 어려웠던 도서민들에게, 시행착오를 거듭하여 효능이 검증된 치료법은 생명 줄과 같은 것이었다.

그간 민간요법은 자연과학 분야와 사회과학, 인문학 분야에서 산발적으로 연구되었다. 한의학, 예방의학, 약학, 보건학 등의 자연과학 분야의 경우 민간요법의 임상적 분석과 동식물, 광물의 약리적 특성 등 보다 기능적인 측면에 초

점을 둔 연구가 이루어졌다.[1)] 국내에서 현대의학의 한계성을 인식한 1970년대 중반에 이르러 민간요법의 발굴과 연구가 확산되었고, 1980년대 들어서면서 민간요법의 실제 효능을 검증하는 연구가 집중적으로 이루어졌다. 민간요법은 면역기능과 회복능력 증강을 통해 인체의 자연치유능력을 상승시켜 현대의학의 질병치료 효과를 높이는 대체의학으로서의 가치를 인정받기 시작했다.[2)]

민간요법과 관련된 의학사의 고증은[3)] 주로 문헌자료를 통해 이루어졌다. 특정 질병 중에서도 한센병이라든지 역병에 대한 역사문화적인 접근을 시도한 성과물이 있다.[4)] 그러나 문헌과 구전자료,[5)] 관찬지, 신문기사를 모두 아울러서 특정 지역 민간요법의 전승양상을 살피는 작업은 미비한 편이다.

또한 민간요법의 존재양상과 전승, 채약과 조제를 통한 치료 사례 등에 대한 조사보고서가 집적되었으며,[6)] 민간요법의 전승 주체와 공동체성에 천착한 연구도 시도되었다.[7)] 또 민간전승요법이 민속학, 식물학적, 언어학적, 본초학(약리학)적 지식 등의 다양한 학문적 기반을 두고 다학문적인 접근 방식에 기초한 생애사적 조사 방법론을 구축하려는 성과물도 나왔다.[8)] 특히

1) 변명환, 「우리나라의 대체의료 현황과 발전방안에 대한 고찰」, 대구한의대학교 보건대학원 석사논문, 2009.

2) 신현규 외, 「세계 대체의학시장의 현황 및 향후 전망에 관한 연구」, 한국한의학연구원, 2007; 최오호, 「우리나라 대체의학의 현황과 활성화 방안」, 경기대 석사논문, 2004; 김태용, 「민간요법의 체계화에 대한 연구」, 동의대 석사논문, 2010.

3) 김영미, 「고려시대 불교와 전염병 치유문화」, 『이화사학연구』 134, 2007; 이현숙, 「신라의 민간의료인」, 『신라사학보』 4, 2005; 김대원, 「18세기 민간의료의 성장」, 『한국사론』 39권, 서울대학교 국사학과, 1998; 변정환, 「조선시대의 역병에 관련된 질병관과 구료시책」, 『대한보건연구』 11권, 대한보건협회, 1985; 이경록, 「고려시대 의료사 연구」, 성균관대 박사논문, 2009; 전석원, 「1884-1990년의 급성전염병에 대한 개신교의 의료선교사업-개항기 조선인의 질병관, 의료체계에 대한 의료선교의 계몽주의적 접근」, 『한국기독교와 역사』, 한국기독교역사연구소, 2012; 양혜경, 「문헌기록을 통해 본 우리나라 전염병에 대한 고찰」, 충남대 보건대학원 석사논문, 2005; 한지원, 「1910년대 『朝鮮衛生風習錄』에 나타난 식민지 위생조사와 의료민속 실태」, 『역사민속학』 39, 한국역사민속학회, 2012, 137쪽; 한지원, 「1920년대 경무국 위생과 조사보고서를 통해 본 의료민속 연구」, 『역사민속학』 42, 한국역사민속학회, 2013, 169~211쪽; 김영완, 「전통민간요법의 전승과정과 역사적 연원」, 명지대 박사논문, 2016; 김태희, 「여성의 산후풍 경험에 관한 연구」, 이화여대 간호학과 박사논문, 2000; 김두진, 「제주 아홉고랑풀의 사례를 통해 본 약초 지식의 탄생」, 『한국학연구』 37, 고려대 한국학연구소, 2011.

4) 조명래, 「일본의 근대적 질병관에 나타난 문화적 특징에 관한 고찰」, 전남대 석사논문, 2005; 최정기, 『일제하 조선의 나환자 통제에 대한 일연구』, 전남대 석사논문, 1994, 32쪽.

5) 이해준, 「농촌 전통지식자원으로서 구전자료의 가치」, 『향토사연구』 18집, 한국향토사연구전국협의회, 2006.

6) 한지원·김진희·이상훈, 「전통 민간요법 발굴 및 활용을 위한 기초연구 - 한국한의학연구원 민간요법 DB구축 사례를 중심으로」, 『인문콘텐츠』 30, 인문콘텐츠학회, 2013; 김두진, 「제주 아홉고랑풀의 사례를 통해 본 약초 지식의 탄생」, 『한국학연구』 37, 고려대 한국학연구소, 2011; 박경용, 「산청지역 민간요법의 실

박경용은 약초 채취, 자가 치료, 민간치료사의 활동과 약용 동식물 재배와 사육 등에 대한 연구에 있어 독보적이다. 그는 민간요법을 문화적 자산으로 인식하고 생활사적 맥락에서, 그리고 개인과 가정 공동체의 수준에서 사례별로 조사·집성해야 함을 역설하였다. 사찰에서 오래 전부터 전승되어온 의료 지식과 인식의 총제를 사찰 민간의료로 통칭하고, 불교의학과 산중의 술을 포괄하는 전승양상을 밝히기도 했다.[9] 민간요법에 대한 민속학적 논의는 민간신앙이라든지 주술치료, 치병의례에 대한 연구와도 연계된다. 민간의 질병인식과 치료행위에 관한 의료민속학적 연구를 집적한 원보영의 연구 또한 괄목할 만한 성과이다.[10]

발굴과 활용을 위한 연구도 활발히 이루어지고 있다.[11] 주술이라든지 치병의례를 조명한 논의도 이뤄졌다.[12] 속신의식요(俗信儀式謠)의 치병 원리와 사설 구성과의 관계를 포착한 논의와 마마배송굿의 특성을 다룬 연구 등이 있다. 이 외에도 호남의 대표적인 치병굿인 설양굿을 주목한 연구부터 제주도의 추는 굿의 전 과정을 기록한 연구,[13] '미친병'을 치료하는 병굿인 동해안 광인굿의 절차와 위상에 대한 연구와[14] 굿과 무가를 논의 대상으로 삼아 무속 치병의

재와 전승양상」, 『실천민속학연구』 제18호, 실천민속학회, 2011; 박경용, 「생애사적 맥락을 통해 본 전통지식으로서의 민간요법」, 『역사민속학』 제38호, 한국역사민속학회, 2012; 박경용, 「사찰민간의료 전승양상, 한 스님의 사례를 중심으로」, 『한국학논집』 제41집, 계명대한국학대학원, 2010; 신용욱, 「약초 민간전승요법의 다학제 간 접근방식에 의한 조사방법론 연구-경남산청군의 사례를 중심으로」, 『한국학연구』 42, 고려대학교 한국학연구소.

7) 이필영, 「개인의 피부병에 대한 마을 공동체의 치병 의례」, 『민속학연구』 7, 2000, 197~223쪽; 조경만·김하송, 「조약도의 약용식물에 대한 지역 주민들의 경험」, 『도서문화』 12, 1994.

8) 박경용, 「생애사적 맥락을 통해 본 전통지식으로서의 민간요법」, 한국역사민속학회, 『역사민속학』 제38호, 2012; 신용욱, 「약초민간전승요법의 다학제 간 접근방식에 의한 조사방법론연구-경남산청군의 사례를 중심으로」, 『한국학연구』 42, 고려대학교 한국학연구소.
이외에도 판소리와 같은 구비문학을 대상으로 약성가의 내용과 유형, 전개양상 및 근원에 대해 살핀 연구들도 있다(인권한, 「판소리 사설 약성가 고찰」, 『문학한글』 1, 한글학회, 1987; 안상우, 「판소리 수궁가 醫學記事에 내포된 역사성과 조선후기 민중 의학지식의 보급 - 김연수 창본 수궁가의 사설을 대상으로」, 『호남문화연구』 47, 호남학연구원, 2010, 127~158쪽).

9) 박경용, 「사찰 민간의료 전승양상-한 스님의 사례를 중심으로」, 『한국학논집』 제41집, 계명대 한국학대학원, 2010.

10) 원보영, 『민간의 질병인식과 치료행위에 관한 의료민속학적 연구』, 민속원, 2010.

11) 한지원·김진희·이상훈, 「전통 민간요법 발굴 및 활용을 위한 기초연구-한국한의학연구원 민간요법 DB구축 사례를 중심으로」, 『인문콘텐츠』 30, 인문콘텐츠학회, 2013.

12) 이정숙, 「고려시대 전염병과 치병의례」, 『이화사학연구』 제34집, 이화여자대학교 이화사학연구소, 2007; 이용범, 「무속 치병(治病)의례의 유형과 치병 원리」, 『비교민속학』 제67권, 비교민속학회, 2018; 이부영, 서경란, 「"병굿"의 精神治療學的 考察: 事例 추적 연구를 중심으로, 심성연구」 13권 1호, 한국분석심리학회, 1994; 『도서문화』 12, 1994.

13) 고광민·강정식, 『제주도 추는 굿』, 도서출판 피아, 2006.

14) 윤동환, 「동해안 무속에서 광인굿의 위상」, 『한국민속학』 제67권, 한국민속학

례의 유형과 치병원리를 살펴본 연구들도 집적되기 시작했다.[15]

이런 선행연구를 섭렵한 결과 필자가 주목하는 것은, 서남해 연안 지역에서 전승되어온 민간요법의 전통지식으로서 면모이다. 도서지역에 주목한 까닭은 유별난 풍토병이 유행하거나 내륙과는 다른 특별한 치료법이 존재해서가 아니라, 현재까지도 현대의학의 혜택이 내륙에 비해 현저히 덜 미치는 지역이기 때문이다. 민간의 치료법은 문화적 적층성(積層性)과 잔존성(殘存性)을 지니고 있다는 전제 아래, 민간요법의 구체적인 양상을 확인하고, 문헌자료와 비교하고자 도서지역의 민간요법을 연구대상으로 선정하였다.

민간요법에 대한 연구는 각종 치료 방법에 대한 실증적 접근과 더불어, 질병에 대한 인식과 치료를 문화적 현상으로 이해하고 인식의 층위와 그 의미를 해석해내는 작업이 수반되어야 한다. 민간의 치료법이 의(醫)·점(占)·무(巫)·풍(風)·속(俗)이 병존하는 형태로 존재하는 경향이 짙은데다,[16] 풍속이나 신앙과 연관성을 지니고 있어 단순히 합리성이나 과학성의 척도만으로 그 성격을 온전히 파악할 수 없기 때문이다.

현대사회에서 민간요법은 대개 비합리적인

회, 2018.

15) 홍태한, 「손님굿무가연구」, 한국민속학회, 『한국민속학』 10, 1999; 염원희, 「질병과 신화: 질병문학으로서의 손님굿 무가」, 『우리문학연구』 65호, 우리문학회, 2020; 김아름, 「마마배송굿의 특성 연구」, 한양대 문화인류학과 석사논문, 2008.

16) 이는 조선후기까지도 의(醫)·점(占)·무(巫)의 통합적 의료행위가 진행된 것과 무관하지 않다고 생각된다(이정숙, 앞의 논문, 114쪽 참고).

치료법이자 음성적 행위로 치부되기 일쑤였다. 의학계에서 의료인들로부터 외면받아온 것이 현실이다.[17] 그러나 필자는 본고에서 도서민의 민간요법과 치병생활의 일환으로서 주술치료와 치병의례의 양상을 함께 다루고자 한다.

17) 필자가 주술 치료를 연구대상에 포함시켰을 때에도, 주술치료는 엄밀한 의미에서 치료행위라고 볼 수 없어 연구대상에서 제외시킬 것을 요구받았을 정도로 존재 자체가 폄하되곤 했다.

민간요법은 면역기능과 회복능력을 길러주는 자연적인 치료방법으로 인체의 자연치유능력을 상승시켜 질병치료 효과를 증진시키는 실질적인 효력을 지닌다. 인근에서 자생하는 약초를 활용한 약물치료, 침과 같은 물리적 자극을 이용해 치료하는 비약물치료, 약물을 통한 체내흡수와 물리적 자극을 병행하는 복합치료, 주술 치료와 금기를 통한 예방 등이 바로 그 비방(祕方)들이다.

본고에서 이를 다각적으로 살펴 민간요법과 민간의약지식, 한의약적 지식의 연관관계를 파악하고자 했다. 민간요법은 서민들의 거주 지역에 따른 생태환경과 지역문화를 토대로 생성되며, 치료과정 자체가 지역적 특수성과 문화적 다양성을 구현하는 과정에 해당한다. 이 연구를 통해 궁극적으로는 민간요법이 지닌 문화적 가치에 대한 인식의 전환이 필요함을 각별히 드러내고자 한다.

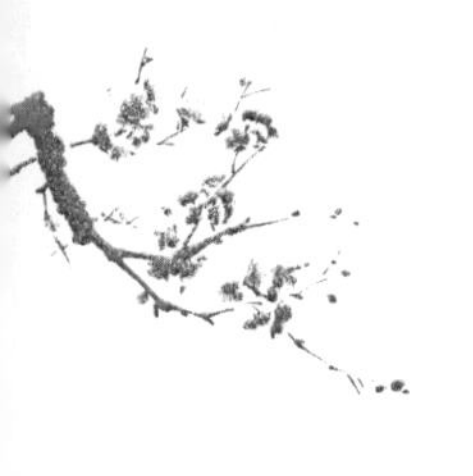

조선의술에 대한 양가적 시선

한국의 민간요법 전승은 의원의 신설과 개항으로 인한 신문물의 도입이라든지 서양인들의 선교활동에 따른 서양의학의 도입과 불가분의 관계에 있다. 1876년 강화도 조약에 의해 부산항이 개항되고, 이듬해 부산 재생의원이 문을 열었다. 1879년에 개항된 원산에는 생생의원이 개원했다. 국내에 양약이 유입된 시기를 개항 이후로 추론할 수 있다. 1885년 2월 한국 최초의 근대식 의료기관이자 의학교육기관인 광혜원(廣惠院)이 설립되면서 본격적으로 근대 의학이 도입되었다. 광혜원은 이후 '백성의 치료에 공이 크다'는 의미의 제중원(濟衆院)으로 개칭되었다. '관리 병원을 설치하고 빈궁자를 의치하였는데 6월삭 병자 중 양약 시치수 515인, 한약 시치수 230인이다'(1899년 7월 7일)라는 《황성신문(皇城新聞)》 기사를 통해서도 양약을 치료약으로 활용했던 당시 정황을 알 수 있다. 근대 이후 서양의학이 도입된 이래 1912년 약품 및 약품영업 취체령이 공포되고, 조선매약주식회사가 1913년 국내 최초의 제약회사로 등록되었다. 1915년에는 최초의 양약교육기관으로 조선약학강습소가 생겼다.[18)]

한국 최초의 근대식 의료기관이자 의학교육기관인 광혜원(廣惠院)이 제중원(濟衆院)으로 개칭된 이래 국내의 의료체계는 양의학과 한의학의 이원체제로 존속해왔다. 특히 6·25 전쟁을 계기로 약품의 수요가 증가하자 신약 개발과 신식 진료가 활성화되었다. 해방 이후 한국전쟁기를 지나면서 한의학은 양의학의 성장세에 의해 위축되어 왔다. 그런데 민간요법은 흔히 비(非)의료인들에 의해 행해지는 음성적 행위로 치부되기 일쑤였고 제도권 밖에서만 암암리에 존속해왔다.

민간에서 전승되던 민간요법은 한의학에 대한 대체의학으로 자리 잡기에는 턱없이 부족한 것으로 여겨지곤 했다. 그만큼 민간요법은 제도적으로 공식적인 의료행위로 인정을 받지 못하고, 의료인들로부터도 외면받아 왔다. 특히 주술치료의 경우에는 오늘날까지도 여전히 미신으로 치부되고 있으며, 사회적으로 불필요한 행위라는 인식이 팽배하다. 민간요법에 대한 이런 폄하된 시선은 의료체제의 근대화가 가속

18) 유귀훈, 『종근당스케치』, 매경출판, 2011, 27쪽 참고.

화된 일제강점기에 도드라진다. 이는 이마모라 도모에의 다음 기술에도 잘 드러난다.

> 질병이 대부분 귀신 등과 같은 외래 원인에 의해 생긴다고 여기기 때문에 원시적 의술의 특징은 미신과 의술을 혼합시킨 점에 있다. 지금 조선의 민간에서 행해지는 비전문적인 치료법을 보니, 그 의술이라는 것의 수준이 매우 낮다. 이를 좀 더 자세히 들여다보면, 어떤 부분에서는 황당무계하여 아무런 효과가 없는 것도 있고 도리어 해를 끼치는 것도 있다. 하지만 또 한편으로는 아주 합리적인 것들도 있다. 정신요법, 식이요법, 장기요법, 그리고 올바른 역제 등은 각종 질병에 관한 한 권의 의료 서적을 만들 수 있을 만하다. 의학이 진보하고 발달하던 초기에 의술이 싹을 틔우는 표본을 본 것 같은 느낌이다.[19]

19) 이마무라 도모 지음, 홍양희 옮김, 최혜주 감수, 『조선풍속집-제국경찰이 본 조선풍속』, 민속원, 2011, 423쪽.

조선총독부에서 발행한 《경무휘보(警務彙報)》에는 전남 지방의 괴질과 두창, 나병 등 전염병을 비롯한 질병의 치료법이 명시되어 있는데, 여기에는 귀신을 쫓거나 신을 섬기는 비방도 명시되어 있다.[20] 다음 표는 경무휘보에 실린 전라지방에서의 질병과 미신 중 일부를 번역 및 정리한 것이다.

20) 전남경찰부(全南警察部), 「전남지방에서의 질병과 미신(全南地方に於ける疾病と迷信)」, 『경무휘보(警務彙報)』 제198호, 1921년 11월 15일.
全南地方に於ける疾病と迷信
全南警察部

해남	마진에 야밤에 마을 여자들이 종(鐘)이나 북을 울려 마을 내를 돌 때 병마(病魔)는 사라진다.
영광	나병에 청수를 산신(山神)에게 바치고 기도한 후, 그 물을 환자에게 먹이면 낫는다. 그리고 누에의 유충을 술에 넣어 복용한다.
진남	나병에 여자들을 밤중에 집합시켜 조선식의 절굿공이를 각각 몰래 가지고 오게 하고, 그것들을 마을 앞에 가지런히 세운다. 소변소에 방화한다. 이상은 예방 방법으로서 도처에서 행하여지고 있다.
함평	두창(痘瘡)에 걸렸을 때는, 청초(草)로 말 인형을 만들고, 그 위에 음식물을 태워, 마을 사람들이 이것을 마을 끝에 두고, 송별 연회를 개최하면 낫는다. 토끼의 똥을 마시면 낫는다.
여수	천연두에 걸리면 환자의 집에서는, 강남사령(江南司令) 이라고 적은 종이, 또는 조각 깃발을 만들고, 간두를 높이 내걸고, 사흘로 일회 떡을 만들어서 신을 모시고, 환자에게 먹이는 그 떡을 바치고, 우대하지 않으면 귀신이 환자의 목숨을 단축시킨다고 말한다. 토끼 또는 병아리를 먹으면 열이 내리고 병이 낫는다.
완도	떡을 치고, 가지각색의 꽃을 바치고, 싸리(萩)로 말을 만들고, 떡을 가마니에 넣은 것을 말에게 짊어지게 해, 이것에 종이 조화를 누르고, 합장해서 두창을 기도하고, 절한 후, 이것을 산속의 나뭇가지에 달아맨다. 강남(江南)대한국에서 오는 손님에게 주는 의미다. 환자가 사망했을 때는 그 시체를 산속의 나뭇가지에 매단다.

전라지방에서의 질병과 미신

이른바 조선의 의술은 원시적 의술로서 미신과 결부되어 있으며, 민간에서 행해지는 비전문적인 치료법, 즉 민간요법의 수준이 낮아서 치료의 효율성이 떨어진다는 것이다. 병의 원인을 귀신으로 돌리고 두려워하는 것도 만연했다고 적고 있다. 그러면서 한편으로 일제는 의료서적을 만들만큼 합리적인 조선 의술의 존재를 인정하고 있다. 이런 양가적인 시선은 민간요법의 전승 주체와 집단, 그리고 민간신앙과 결부되어 있는 복합적이고 다면적인 성격과도 긴밀히 연관되어 있다.

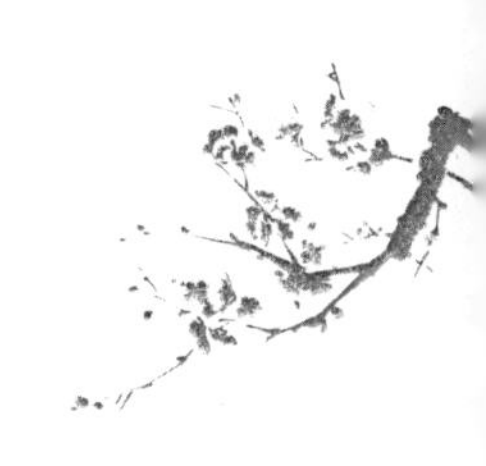

민간요법의 미신성과 주술성

약초를 활용한 약물요법 외에 주술 치료와 금기를 통한 예방 등은 미신(未信) 행위로 치부되기 일쑤였다. 일제강점기를 지나 한국전쟁 이후까지도 한반도 외곽에 위치한 도서해안지역의 의료환경은 그다지 개선되지 않았다. 도서지역의 특성상 의료기관이 부재하여 응급 환자가 발생해도 대처할 방법을 찾기 어렵고, 속수무책으로 전염이 되었기에, 이에 대응하는 예방과 비책 차원에서 각종 치병을 위한 주술치료 관련 민속이 전승되었다. 이런 주술치료는 세시풍속이나 민간신앙의 일환이기도 했다. 전남 도서해안지역 민간요법으로 통칭하고 주술치료가 갖는 문화적 의미와 기능을 제고할 필요가 있다.

왜냐하면 이런 민간요법 중 특히 주술치료는 한편으로 지극히 비전문적인 것, 위험한 것, 미신적인 것, 과학적으로 입증되지 않는 비합리적인 것으로 치부되었기 때문이다. 약으로도 잘

듣지 않는 통제불능의 질환에 대한 비책이 바로 주술 치료였다. 민속을 쉬이 터부시하는 경향은 조선의 성리학적 이념과 유교문화에서 기인하기도 하지만, 근대 이후에는 특히 일제강점기의 위생풍습과 관련이 깊다. 일제강점기 조선의 위생풍습과 질병치료법을 조사 및 기록한 이마모라 도모는 질병을 귀신의 작용으로 돌리던 민간의 세태를 다음과 같이 서술하고 있다.

> 질병을 귀신의 작용으로 돌리는 것은 고대 어느 나라에서나 마찬가지이다. 특히 두창은 그 기세가 맹렬하고 병의 증상이 기이하기 때문에 이것을 일종의 귀신으로 여겨 두려워했던 것도 무리는 아니다.[21]

21) 조선총독부 엮음, 한지원 옮김, 『일제의 식민통치와 의료민속 조사보고』, 민속원, 2014. 183쪽.

조선총독부의 기관지 《조선(朝鮮)》에는 1927년부터 1929년까지 조선의 민간요법들이 실렸는데, 그중 전남 지역의 전염병과 보통병에 관한 내용도 포함된다.[22] 당시 말라리아는 학질귀신, 콜레라는 괴질귀신, 두창은 역귀의 소행으로 돌리는 민간의 풍습에 대해 일제는 조선에 종두라든지 각종 의약품이 보급되기 이전 원시적이고 비전문적인 치료법으로 치부하였다. 이 같은 일제의 폄하된 시각은 일본인의

22) 조선총독부 엮음, 한지원 옮김, 앞의 책 참고.

인종적 원류를 조선인과 구별하고 조선인의 풍속을 개량하고자 하는 목적에 의한 것이었고, 이는 이마모라 도모에의 다음 기술에도 잘 드러난다.

> 질병에 관한 것은 일본 쪽이 훨씬 많다. 조선인은 예부터 의료와 위생사상이 유치하여 질병을 천재 내지는 귀신의 탓으로 돌려 일종의 불가항력적인 것으로 보는 동시에, 한편으로는 무위염담(無爲恬談)하면서 잘 단념한다. 무슨 일에든지 상대방이 강한 자일 때는 별반 반항을 하지 않는 성정을 갖고 있는 까닭에 병에 대해 반항하고 경계하는 점은 그 준비에 있어 일본인에 비교하여 현저하게 부족하다. 질병에 관한 몽점이 많은 것은 이런 사정에서 기인한다.[23)]

23) 주영하·임경택·남근우 지음, 『제국 일본이 그린 조선민속』, 한국학중앙연구원, 2006, 98쪽.

> 역귀를 접하게 된 방법이 일본과 조선이 유사하고 아울러 이를 방역하는 수단도 함께 전래되었다.[24)]

24) 이마무라 도모 지음, 홍양희 옮김, 최혜주 감수, 『조선풍속집-제국의 경찰이 본 조선풍속』, 민속원, 2011, 362쪽.

인용문에서 살펴볼 수 있듯이, 질병에 대하여 일본과 조선을 비교하고, 이를 방역하는 수단과 치료법에 대해 우열을 가리는 평가가 이루어지기도 했다. 그러나 이제는 일제와 같은 편향된 시각에서 민간의 치료법을 잣대로 재단하기 전에, 일종의 문화 현상으로 보고 그 기저에 놓인 내재적 전통을 짚어볼 필요가 있다. 예컨대 주술적 민간요법이라고 할 수 있는 두창 및 강남호구별성(江南護口別星) 및 기타 역귀(疫鬼)와 말라리아의 치료법 등은 사실 조선인의 신앙이라든지 굿문화, 세계관과 관련이 있다. 전통적으로 물 건너 먼 데 손님이 집안에 잘못 찾아오거나, 새사람을 잘못 들였을 때, 집안 식구가 갑작스레 발병하여 집안에 우환(憂患)이 든다고 여겼다.

여기에는 질병을 단지 개인이나 한 가정 내에서 치료하는 것이 아닌 이웃이라든지 공동체 구성원과 협력하여 예방하고, 치료하고자 했던 관습도 배어 있다. 그런데 일제에 의해 이것이 단지 질병의 완치가 불가능한 무의미한 의료관행이자, 당시 조선의술의 척도를 가늠하는 준거자료로 제시되면서 문화적 의미 또한 재단되었다.

한국의 질병체계와 이를 둘러싼 종교적 체제를 미신과 후진성이라는 명목으로 폄하하는 것은 의료선교사들에 의해서도 자행되었다. 조선의 이런 의료체계를 낙후된 민족의 '미개'와 '무지'의 소산으로 보는 외부인들의 계몽적 태도로 의해 단속과 검열을 거치면서 민간요법은 그 존립기반을 상실해갔다. 그러면서도 다른 한편으로는 귀신에 관한 조선의 민간신앙에 대해 치밀한 조사가 이루어졌다.[25)]

일례로 무라야마 지준은 『조선의 귀신』을 집필하고, 귀신의 관념과 설화, 귀신의 종류에 대해 종합적으로 다루었는데, 양귀 편에 민간신앙과 연계되는 각양각색의 치병의례를 정리했다.[26)] 이는 질병의 박멸이 아닌 문화의 말살로 이어졌고, 미신성과 주술성을 타파한다는 명목 아래 시행되었다. 해방 이후에도 이런 경향은 여전했다. 한국전쟁을 거치면서 제약회사 설립과 신약 개발이 본격적으로 진행되기 시작했고, 동시에 민간요법은 미신행위이자 미개한 풍습이라는 인식에서 전환점을 찾지 못하고 급격히 쇠락해갔다.

25) 이용범, 「일제시기 한국민간신앙 연구 담론 분석」, 『근대성의 형성과 종교지형의 변동 양상 2003년도 과제 연구결과 보고서』, 한국학중앙연구원, 2007; 「근대의 한국무속」, 『한국무속학』 제11집, 한국무속학회, 2006.

26) 무라야마 지준 지음, 김희경 옮김, 『조선의 귀신』, 동문선, 2008.

제 2 장

약재와 치병에 관한 기록

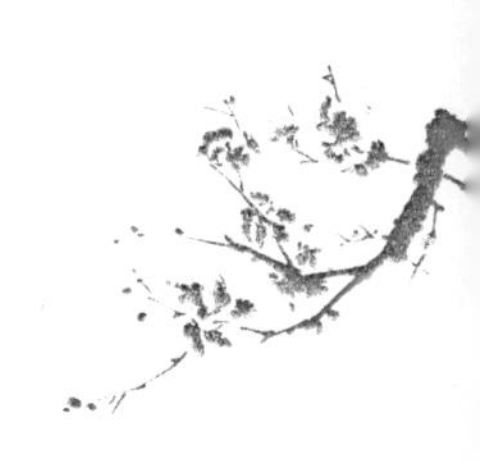

1 약재와 치료에 관한 문헌 기록

민간에서 전승되는 각종 치료법들은 세대를 거쳐 대물림되거나, 일상생활 속에서 체득하면서 구전되었으며, 의학서적을 통한 문헌전승도 이루어졌다. 약물을 활용한 치료는 치병을 목적으로 생활 주변에서 구할 수 있는 약재를 활용하는 경우가 많다. 실제로 민간요법에 쓰인 약용생물들은 한의약에서 쓰는 약재와 크게 다르지 않다. 민간에 통용되던 약재나 치료법이 한의약적 지식의 전통과 어떻게 맞닿아 있는지는 문헌기록을 통해서도 검토할 수 있다.

이를테면 무약기(貿藥記), 무약록(貿藥錄) 등을 통해서 전남 도서해안의 약초의 채취와 판매, 유통과정까지 그 내력을 파악할 수 있다.[27] 제시한 사진은 19세기 말 강진 병영에서 수집된 약재 관련 문헌이다.[28]

27) 김희태, 「定岡日記: 일제말-광복 직후 장흥 유생의 일기」, 『지방사와 지방문화』 1, 역사문화학회, 1998, 359~373쪽; 「장흥 한방특구의 역사적 배경」, 『한방해설사 양성교육』, 장흥군·장흥문화관광해설협회, 2010.10.16, 장흥청소년수련관, 149~178쪽; 「1454년 《세종실록 지리지》의 장흥 토산 약재-장흥땅·장흥사람의 기록을 따라서 4」, 『장흥문화』 32, 장흥문화원, 2010.

28) 김덕진, 「19세기말 康津 朴氏家의 兵營 진출과 藥局 경영」, 『역사학연구』 제52호, 호남사학회, 2013.

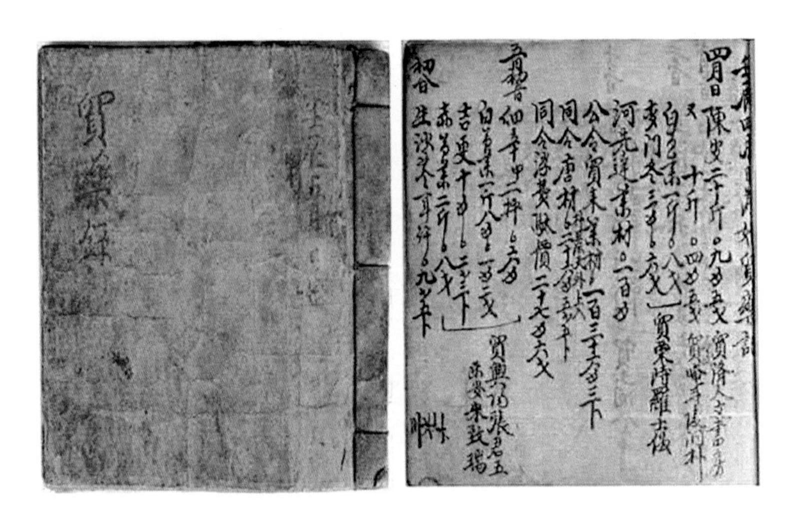

강진 병영의 박기현이 운영하던 박약국의 약재 매입 내역을 기록한 무약기(貿藥記, 1892)

김덕진에 따르면 19세기 말기에 전라도 강진 지역에는 많은 의원(醫院)과 약국(藥局)이 있었는데, 의원은 환자를 치료하고 약국은 약을 판매하였다. 그 가운데 병영(兵營)에서 박씨가(朴氏家)는 박약국(朴藥局)이라는 이름의 약국을 경영하였다. 병영은 전라도 육군 지휘부가 주둔하고 정기적인 시장이 열리는 인구 조밀지이자 상업 중심지였다. 그런 곳에 들어선 박약국은 경영권을 세습하며 약재 매입, 의약 판매, 외상 수금 등을 하며 관련 장부(帳簿)를 작성하였다. 이런 일을 하는 데에 많은 일손이 필요하여 아들과 가까운 친족들을 경영인으로 고용하였는데, 그들은 전라도 관내는 물론이고 멀리 경상도·충청도까지 다니면서 약재를 매입하였고 도처에 다니면서 외상을 수금하였으며 고객들로부터 온 주문장을 처리하는 일을 맡았다.[29)]

이런 문서들은 표지에 '壬辰四 月爲始貿藥記(1892년 4월부터 1901년 10월까지)'와 같이 기록 시기가 명시되어있고, 일자별로 구매한 약재의 종류와 수량, 가격과 매입처가 기록되어 있다. 약재 매입처는 인근 지역에서 약재를 재배하거나 채취하는 주민들로 추정되는데, 주로 고흥, 낙안, 해남, 화순 동복, 고산, 나주, 장흥, 전주, 진도 출신 약재상에게서 약재를 매입했던 것으로 확인된다.[30)] 이 무약기는 강진 병영 박약국 문적(康津 兵營 朴藥局 文籍) 중 일부로 전라남도 유형문화재 제331호이다.[31)]

29) 김덕진, 앞의 글.

30) 김덕진, 「강재가문의 약국경영과 의학서적」, 제1회 강진역사문화학술심포지엄 '강재 박기현 후손가의 소장문서를 통해 본 조선말기 강진 지역 사회'[주최: 용정사(龍井祠), 한국산학협동연구원(KIURI)/일시: 2013.05.03.(금) 13:30/장소: 강진아트홀소강당].

31) http://www.heritage.go.kr/heri/cul/culSelectDetail.do?VdkVgwKey=21,03310000,36&pageNo=1_1_1_0, 문화재청 국가문화유산 포털사이트 참고)

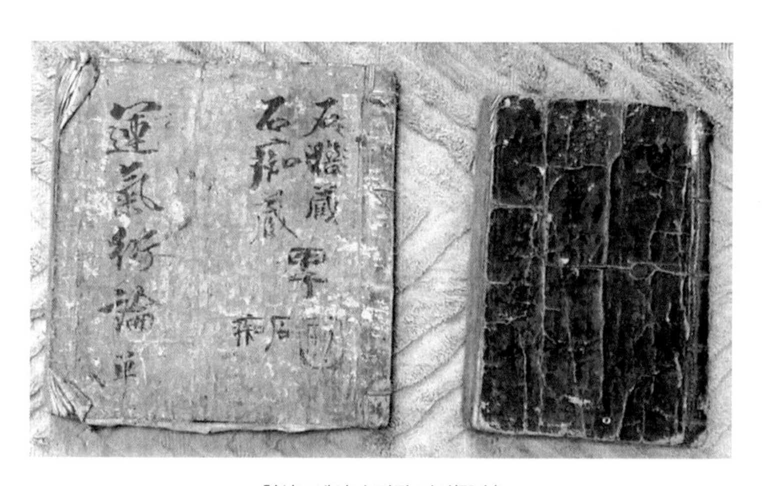

청산도에서 수집된 의서(醫書)

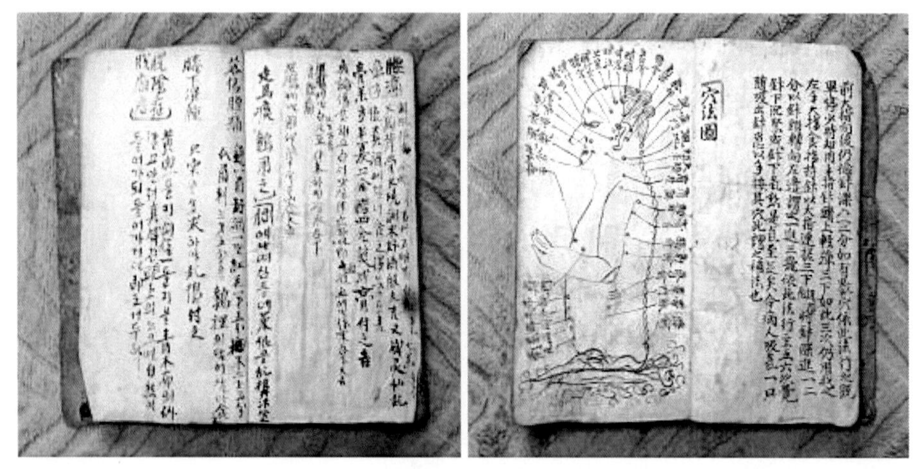

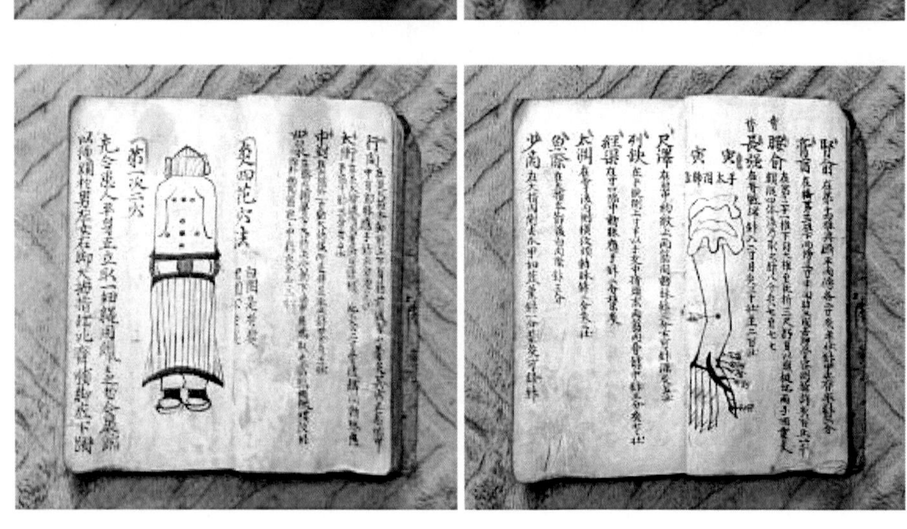

청산도 정칠수 소장 침구서『신응경(神應經)』

또 지역 문인들이나 토박이 민간치료사들이 사용하던 처방전이나 침술서 등을 통해서도 당대의 치병생활과 민간요법의 양상을 알 수 있다. 전남 완도군 청산도 나주정씨 일가에는 운기학에 기초한 의서 『운기연론(運氣衍論)』과 침구서 『신응경(神鷹經)』이 가보로 전해지고 있다.[32] 이 문서를 소장한 정칠수에 따르면, 『운기연론』은 '약농 선생'으로 일컬어지던 한의사 고(故) 정문경이 사용하던 것으로, 정문경은 정약용의 아들인 정학유에게 수학했던 이력이 있다고 한다. 이 같은 처방전에는 치료 당시 사주풀이라든지 체질감별에 대한 내용이 포함된 경우가 많고, 각 질병 치료에 대한 임상 사례로 활용될 수 있다.

32) 청산도에서 수집된 『신응경(神應經)』은 1474년(성종 5년)에 한계희(韓繼禧)가 편찬한 침구서(針灸書)의 이본으로 추정된다. 이 책은 '신기하게 응험(應驗)있는 침구법(鍼灸法)'을 다룬 것이다. 이 침구서에는 주로 119혈(穴)을 채용하여 가결(歌訣)과 삽도를 편성하고, 절량법(折量法), 보사직결(補瀉直訣), 취혈도설(取穴圖說), 제병배혈(諸病配穴) 및 침구금기(鍼灸禁忌) 등이 수록되어 있다(한국민족대백과 참고).

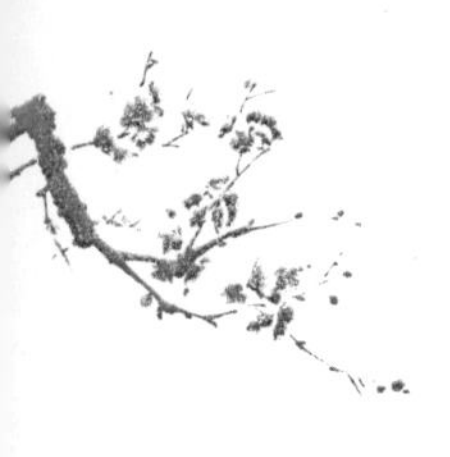

2
일기를 통해 본 유배인의 치병생활

조선 후기 이후 일제강점기와 해방 정국을 지나면서 내륙 지역 의료환경은 급속도로 변화되었다. 이 변화의 물결 속에서 도서해안지역 주민들은 주로 민간에서 전승되던 의료 지식에 의존하여 병을 치료했다. 이때 한의학의 전문 의술이 유입되기도 했으며, 인근에 자생하는 약초들을 채취하여 처방하는 민간의 지식이 융합되기도 했다. 이에 따라 한의학의 의술이 단순화되어 민간에 보급되어 민간요법으로 정착하거나, 거꾸로 민간의 의료 지식이 임상 치료와 검증을 거쳐 주류 한의학으로 편입되는 등 양방향의 순환적 전승이 이루어졌다. 한의학과 민간요법 양자 간의 상호 관련성을 문헌자료를 통해 살펴보려는 것은 여기에서 연유한다.

흥미롭게도 유배일기에 치병생활과 관련된 기록들이 산견된다. 일례로 지도유배일기(智島流配日記)[33]에는 신안 지역의 약초를 활용한 약물의 조약 과정이라든지 의료행위에 대한 기록

33) 김윤식, 『智島流配日記』, 신안문화원, 황하포럼(최성환 외), 2010.

이 남아 있다. 구한말의 정치사상가 김윤식(金允植)이 쓴 『속음청사(續陰晴史)』 중 지도(智島)에서의 유배생활을 담은 다음의 일기를 통해 20세기 초 도서지역 의료민속의 일환으로서의 한의학의 보급과 민간에서 치병활동의 유기적인 관련성을 구체적으로 확인할 수 있다.

1901년 「광무(光武) 5년」 10월	
10월 15일	석실방약(石室方藥)을 복용하다.
1902년 「광무 (光武) 6년」 1월	
1월 18일	발의 상처에 종기가 곪다.
1월 19일	발의 상처에 감초를 붙이다.
1월 27일	경험방을 통해 목을 치료하다.
1902년 「광무(光武) 6년」 6월	
6월 6일	서울에서 천연두 인허원 김희식이 오다.
6월 19일	맥문동과 천문동을 채취하다.
6월 26일	죽골에서 약초를 캐다.
1902년 「광무(光武) 6년」 10월	
10월 25일	약초를 채집하다.
1902년 「광무 6년」 11월	
11월 7일	천문동고를 달이다.
11월 14일	천문고를 만들다.
1903년 「광무(光武) 7년」 3월	
3월 28일	사물황구고(四物黃狗膏)를 만들다.
1903년 「광무(光武) 7년」 4월	
4월 1일	기침으로 약을 복용하다.
4월 2일	기침으로 행소산을 복용하다.

4월 30일	영친왕의 천연두가 완치되다.
1903년 「광무(光武) 7년」 5월	
5월 10일	의신이 이질에 걸리다.
1903년 「광무(光武) 7년」 6월	
6월 22일	여러 약초를 캐다.
1903년 「광무(光武) 7년」 7월	
7월 1일	맥문동을 캐다.
1905년 「광무(光武) 9년」 2월	
2월 26일	우두를 접종하다.
1905년 「광무(光武) 9년」 4월	
3월 3일	종두를 하다.
1907년 「광무(光武) 11년」 3월	
3월 1일	감기가 심해 형패산을 마시다.
3월 2일	풍화가 몹시 심하여 형패산을 다시 마시다.
3월 6일	기침이 심하여 밤알을 먹었으나 갈수록 심해지다.
3월 13일	윤증에 영사가 효험이 있다 하여 복용하다.
3월 20일	소운이 담 치료를 위해 산비둘기를 잡아 오다.
3월 26일	석화회를 먹고 담이 나아지다.
1907년 「광무(光武) 11년」 11월	
11월 5일	생강즙이 기침에 좋다고 하여 먹었으나 더 심해지다.
11월 13일	병 때문에 개를 삶아서 시험 삼아 먹어 보다.
11월 21일	옆구리에 담이 결려 고양이 가죽을 붙이다.

김윤식의 『지도유배일기』에 담긴 치병(治病)생활 기록

『지도유배일기(智島流配日記)』에는 주로 기침을 동반한 감기, 온역이나 홍역, 치통과 두통, 담증, 종기나 체증으로 인한 질환에 대처하던 비방이 적혀 있다. 예컨대 갑자기 토하고 설사가 나는 급성 위장병은 곽란(霍亂)이나 곽기(瘧氣)로 일컬었다. 관격(關格)은 급체하여 음식을 먹지 못하고 대소변도 못 가리는 질환을 가리키는데, 협체(挾滯)에 뜸질을 하고 위완동(胃脘痛)에 구리상화완(九理上下脘)과 침과 뜸을 함께 처방하기도 했다. 회충산(蛔蟲散)을 복용하여 뱃속을 편안케 하고자 했다. 이질에는 당귀작양탕(當歸芍藥湯)을 복용하였다. 기침이 심할 때 달걀을 매일 아홉 개씩 칠십 개를 먹어 완치했다거나 밤알을 먹으면 효험이 있다는 이야기를 듣고, 그 요법을 따라서 시행하기도 했다. 감기는 '감모(感冒)'라고도 일컬었는데 이때 형패산(荊敗散)을 복용했다. 기침이 나는 해수(咳嗽)에는 행소산(杏蘇散)을 처방하거나 이붕고(梨硼膏)를 썼다. 오래된 기침을 다스릴 때에는 사폐익일탕(瀉肺益一湯)을 조약했는데 이것은 청량제라고 여겼다. 배의 속을 파내고, 그 속에 꿀을 넣어 뚜껑을 덮은 뒤에 데워서 고를 내어 마셨다. 도라지와 감초를 넣어 달여 만드는 감길탕(甘吉湯)을 복용하기도 했다.

우두를 예방하기 위해 파견된 사람을 우두인(牛痘人) 또는 우두파원(牛痘派員)이라고 불렀는데, 무안이나 내륙에서 온 사람이, 아이들의 다리에 종두를 하여 홍역을 막았다. 이때 두창농(痘脹膿)이 생겨 고생하는 경우도 있었다. 온역(溫疫)에 얼굴에 붉은 반점이 생기면 이음전(理陰煎)을 먹었다. 홍역(紅疫)에는 승갈탕(承葛湯)이나 토룡수(土龍水)를 복용했다. 1905년 봄 가까운 마을에 홍역이 돌아 그 이듬해까지 성행했는데, 감기 또한 시절마다 성하여 죽은 이가 많았다. 돌림병에 영사(靈砂)가 효험이 많다고 여겨 처방했으며, 이 영사는 수은을 고아서 만든 약재로 곽란이나 토사에 썼다. 그러나 수은에 의해 손발이 마목되어 저리고 가려우며 감각이 없어지는 부작용이 유발되기도 했다. 이럴 때에는 녹두물을 마셔 독을 풀었다. 그러나 담 결린 증상이 있을 때에는 녹두물을 많이 마시지 않도록 했다.

종기로 고통스러우면 백영사(白靈砂)를 붙기도 했는데 백영사가 스며들면 살이 꺼져 들어가 마치 흰 뿌리가 바진 모양이 되면, 환부에 다시 고약을 바르고 석실방(石室方)을 마시고 소독제로 내탁(內托)했다. 또 침으로 따서 고름과 피를 빼내고 느릅나무 뿌리를 캐어 삶아서 그 약물을 환부에 바르거나 담갔다. 또 '어떤 사람이 마유(麻油)는 능히 백가지 병을 다스린다'라고 해서 금일부터 아침에 일어나 한 숟가락을 따뜻하게 먹었다. 그러나 찬약의 성질 대문에 위에 마땅하지 않을 때에는 복용을 중단하였다. 이처럼 김윤식은 이웃에게 치병과 그 효험을 구전으로 듣고 이를 본떠 시행하거나 병을 완치하고, 약을 조제할 수 있는 이웃을 불러와서 그대로 시행토록 했다.

김윤식의 유배일기에 담긴 치병생활기록은 신안 지역 민간에서 행해지던 질병의 치료법에 대한 문헌기록이기도 하다. 그는 곽란(霍亂), 복통(腹痛), 토사(吐瀉)를 치료하는 설사, 중서(中暑), 기허(氣虛) 증세에 가미군자탕(加味君子湯)을. 곽란(霍亂), 복통(腹痛), 토사(吐瀉)를 치료하기 위해 가미회생산(加味回生散)을 처방했다. 비장과 위가 허약하고 차거나, 적취(積聚)의 기가 위로 올라 가슴과 배를 찌르는 듯 아픈 증상에 건리탕(建理湯)을 조약했다. 전문의원을 불러 치료를 한 기록 외에도, 지도유배일기를 통해 약초 채취 장소와 시기를 알 수 있다. 인근 섬에서 마을 주민들이나 하인을 대동하여 약초를 채취하기도 했으며, 민간에 구전되는 처방법에 따라 시험 삼아 약물을 조약한 기록도 남아 있다. 담이 들어 결린 데 석화회를 먹거나 고양이 가죽 또는 송진을 붙였다는 기록도 보인다.

김윤식의 치병기록 중에는 민간에 구전되는 경험방(經驗方)에 따른 처방들이 산재한다. 예컨대. 기침에 개를 들깨기름과 그 깻묵을 삶아서 먹으면 신기한 효험이 있었다는 실제 치병 경험담을 듣고, 이를 본떠서 들깨 한 말 다섯 되를 사서 기름을 짜고, 마을에서 개를 가져 길러서 잡아, 그 개를 삶아서 조약하여 처방했던 기록이 남아 있다. 병환으로 지친 몸을 보하기 위해 개를 삶거나, 구두고(狗頭膏)를 내어 먹었다.[34] 특이 건더기는 버리고 국물을 계속 끓여서 약물을 조청처럼 만들어 복용하는, '고'를 활용하는 식이요법도 민간에서 활용되던 치료요법이다. 묵은 닭을 잡아서 내장을 빼고 그 속에 부자(附子)를 넣고 고아서 먹는 계부고(鷄簿膏)도 병약한 환자를 보하는 보양식이자 식이요법에 속한다. 녹두물로 해독을 하거나, 느릅나무로 종기를 치료하고, 생강즙이나 배숙으로 기침감기를 완화시키는 요법, 무릎관절이 안 좋은 데 고양이를 삶아 먹는 요법 등은 여전히 신안 일대에서 구전되고 있다.

『지도유배일기』를 살펴보면, 김윤식은 약초가 "섬 안 곳곳에 또한 많이 있다"라고 기록하

34) 김윤세, 『神藥』, 인산가, 2013.
사물황구고(四物黃狗膏) 월경불순, 월경통, 월경감소, 폐경, 자궁출혈, 대하증, 빈혈, 어혈 등에 좋으며 복부와 손발이 차가울 때와 산전이나, 산후의 허약 유산 뒤 후유증 및 자궁종양에 처방한다. 누런 수컷 황구 한 마리를 잡아 불에 그을려 털을 제거하고 내장을 꺼낸 다음 숙지황, 당귀, 백작약, 천궁, 백규화, 향부자를 넣고 물을 부어 끓이다가 고기와 뼈가 흐트러지면 짜서 건더기는 버리고 국물을 다시 끓여서 기름을 제거한 다음 약물을 조청처럼 만들어 복용한다.

고 있다. 유배인이었던 김윤식이 수하의 일꾼을 대동하여 후원의 대나무 숲에서 적두와 같이 가늘며 힘이 있는 맥문동을 캐고, 우물 위, 철마산(鐵馬山) 산기슭 우양곡(牛陽谷)에서도 천문동을 캤다. 죽곡(竹谷) 아래 대나무 숲에 천문동이 많았다. 적동(積洞) 뒷산에서 약을 캐거나, 마을 사람과 함께 봉수동(鳳首洞) 앞산에서 약초를 채취했다. 송항점(松項店) 인근에서 노야기인 향유(香薷)를 캤다. 그런가 하면 고용인을 임자도로 보내 천문동을 캐오게도 했다. 또 이웃에게 치병과 그 효험을 구전으로 듣고 그대로 시행하거나 또는 병을 완치하고, 약을 조제할 수 있는 이웃을 불러와서 그대로 시행토록 했다.

이런 문헌에 비단 약초의 유무와 효능뿐 아니라, 채취 시기와 장소, 채취 방법, 약물의 조약법, 비방의 구전 방식과 그 내용, 인근 섬의 자연생태에 대한 지식이 담겨 있어 주목된다.

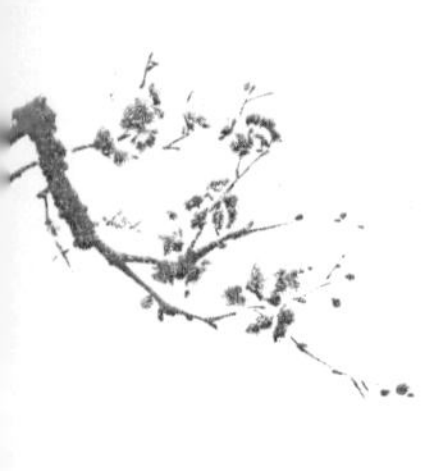

『자산어보』의 약용생물과 전통지식

유배인의 기록 중에 『자산어보(玆山魚譜)』는 전남 도서 연안의 흑산도의 해양생물에 대한 섬세한 묘사와 설명이 도드라진다. 1814년 정약전은 흑산도에서 직접 보고 들은 것을 토대로 하고 중국과 조선의 문헌을 참조하여 『자산어보』를 지었다. 여기에는 어류·패류·조류 및 해금충수류 등 수산 동식물의 분포 형태, 습성 등이 실려 있다. 『자산어보』에는 생물이 인류(鱗類)·무인류(無鱗類)·개류(介類)·잡류(雜類) 등으로 분류되어 있고, 각 생물의 한자명과 속명이 기록되어 있으며, 각각의 형태와 기능도 서술되어 있다. 인류로 분류된 것은 면어(鮸魚: 민어)·치어(鯔魚: 숭어)·노어(鱸魚: 농어)·강항어(도미)·벽문어(고등어) 등 70여 종(種)이며, 무린류는 분어(鱝魚: 홍어)·돈어(魨魚:복어)·오적어(오징어) 등 40여 종, 개류는 해구(바다거북)·해(게)·합(조개) 등 60여 종이다. 잡류는 물고기는 아니나 바다에 사는 동식물로, 해충·해금·해수·해초 등 네 항목으로 구분되어 있다.[35] 유배인이었던 정약전이 지은 이 문헌을 통해 도서지역 약용생물의 특징과 약효 등을 살펴볼 수 있다.

35) 정약용 지음, 정문기 옮김, 『자산어보-흑산도의 물고기들』, 지식산업사. 2012.

분류	종 류	효능(부위나 조리 상태) 및 주의점
인류 鱗類	애우치(大鮸)	상처 회복(간) 흉통·복통(쓸개)
	민어(鮸魚)	보양(석수어-말린 것)
	극치상어(戟齒鯊)	어린이 경풍(驚風)
	총절입(錦鱗鯊)	학질
	손치어(螌魚)	찔렸을 때 솔잎 끓인 물
	날치(飛魚)	2백년 후 부활 <습유기>
무인류 無鱗類	홍어(鱿魚)	복결병(腹結病)·주기(酒氣) (썩은 홍어국) 뱀에 물렸을 때(껍질)
	청가오리(青鱿)	찔렸을 때 어호죽(魚簄竹) 및 해달피(海獺皮)로 해독
	장어(海鰻鱗)	설사(죽)
	바다메기(海鮎魚)	술병(酒病)
	포도메기(葡萄鮎)	침 흘리는 어린이(구이)
	까치복(鵲魨)	강한 독이 있으므로 조리 주의
	오징어(烏賊魚)	상처 회복·말과 당나귀 등창(뼈)
	문어(章魚)	종기·단독(丹毒-피부병의 일종) (온돌-배 안의 물체)
	낙지(石距)	원기 회복
	천족담(千足蟾)	양기 회복(포)
	음충(淫蟲)	양기 보양(포)
개류 介類	뱀게(蛇蟹)	작은 게 섭취 위험
	전복(鰒魚)	종기

분류	종 류	효능(부위나 조리 상태) 및 주의점
개류介類	홍합(淡茶)	지혈(수염 태운 재)
	해조(海藻)	차가운 기운 지속
	미역(海帶)	임산부병·부인병

정약전의 『자산어보』에 기록된 해양 약용생물 분류

앞의 표는 정약전이 기술한 『자산어보』를 토대로 약용생물을 재분류하여 작성한 것이다. 『자산어보』에는 약용생물의 식생과 외양, 맛과 약효, 생태적 특징들이 열거되어 있다. 그 내용을 일부 살펴보면 다음과 같다. 포도점(葡萄點)은 눈은 툭 튀어나와 있고 몸 빛깔은 검으며, 알은 녹두와 같은데, 암수가 돌 큼에 숨어 함께 알을 품고 알이 깨어나면 새끼가 된다. 어린아이가 입에서 침을 흘릴 때 구워 먹이면 효험이 있다.[36] 석어(螫魚)는 속명으로 손치어(遜峙魚)라 불리는데 등지느러미에 강한 독이 있다. 솔잎을 넣고 달인 물에 이 물고기에게 찔린 부위를 담그면 신통한 효험이 있다.[37]

대면(大鮸)은 개웃이라고도 하는데, 몸 빛깔은 황흑색이다. 음력 3~4월경에 물 위에 뜬다. 대면은 이가 상어의 껍질처럼 잘아서 사람이 손을 넣어도 다치지 않는다. 대면의 간에

36) 이태원, 『유배지에서 만난 생물들-현산어보를 찾아서 2』, 청어람미디어, 2002, 382쪽.

37) 이태원, 앞의 책, 344쪽.

는 진한 독이 있어 이것을 먹으면 어지럽고, 옴이 돋는다. 대면의 쓸개로는 종기를 치료할 수 있다.[38] 금린사(錦鱗鯊)는 총절립(總折立)이라고도 부르며 모양은 다른 상어와 같지만, 윗입술에 두 개, 아랫입술에 한 개씩 수염이 축 늘어져 있다. 비늘은 크기가 손바닥만 하게 층층이 배열되어 현란하게 빛난다. 이 물고기를 먹으면 학질이 곧잘 떨어진다.[39] 복(鰒)의 창자는 익혀 먹어도 좋고 젓을 담가 먹어도 좋으며, 종기를 치료하는 데도 효험이 있다. 봄·여름에는 큰 독이 생기는데 여기에 중독되면 부종이 생기고 피부가 갈라지며, 가을·겨울에는 독이 없어진다.[40]

민간의약지식은 대개 여러 세대에 걸쳐 구비전승되거나 직간접적 경험을 통해 체득되는 경우가 많으며, 무형의 지식뿐 아니라 토착적 생물자원에 대한 전통지식을 포함하고 있다.[41] 도서지역에 자생하는 생물의 식생과 약성, 약효의 검증에 대한 전통지식이자 민간의약지식으로서 주목된다. 민간의약지식은 서민들의 삶의 터전에서 자생해온 전통지식으로, 질병의 발생에 대한 문화적 대응이자 삶의 지혜라고도 할 수 있다.

38) 이태원, 앞의 책, 308쪽.

39) 이태원, 앞의 책, 299쪽.

40) 이태원, 앞의 책, 157쪽.

41) 함한희, 「민속지식의 생산과 공공성의 문제-마을 민속아카이브 구축과 관련해서」, 『민속연구』 제17집, 2008., 7~31쪽 참고.

제3장

민간의약지식의 한의약적 실효성

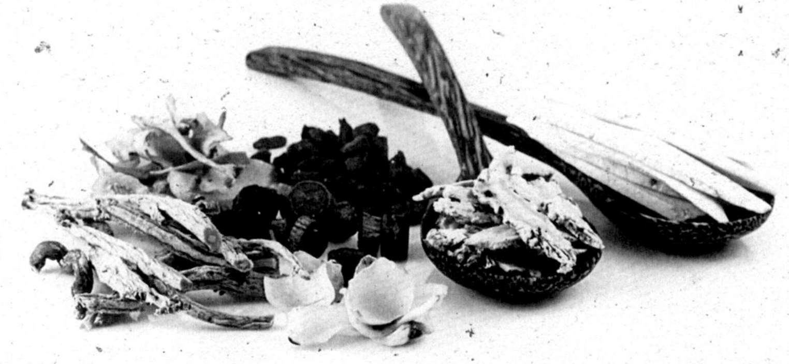

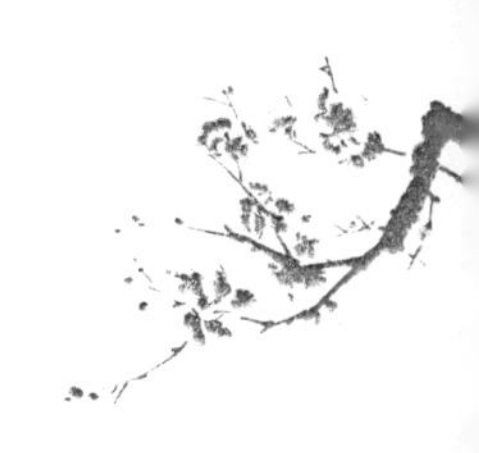

1 도서 연안의 의료 환경과 민간요법

도서지역에 거주하는 주민들은 치료를 위해 뭍으로 오가기 쉽지 않았던 현실적인 제약에 부딪히며 살아왔다. 응급처치가 급박한 상황에는 어떻게든 치료할 방도가 필요했고, 전염병이라도 돌면, 섬이라는 격리된 시공간에서 목숨을 구제할 방도를 찾아야했다. 유배인의 경우에도 예외는 아니었다.

산업화 이후 국내 의료 환경의 급속한 변화에도 불구하고, 도서민의 경우 섬이라는 격리된 시공간에서 목숨을 구제하고 건강한 삶을 영위할 방도를 찾아야 했다. 장산도의 민속을 정리한 바 있는 김진오 역시 아래와 같이 서술한 바 있다.

> 장산이라는 섬, 돛단배에 의지했던 시절 갑자기 병이 나면 어떠했을까? 지금은 쾌속선과 닥터헬기가 있어도 생명을 잃는 곳이 섬이다. 그 시절에 병이 나면 환자의 고통은 이루 말할 수도 없

었을 것이다. 또한, 이를 지켜보는 가족들도 눈앞이 캄캄하고 가슴이 바싹바싹 타들어 갔을 것이다. 단방약은 응급조치에 효험이 있고 장기적으로 병이 완쾌도 되었을 것이다.[42)]

42) 김진오, 『장산도의 민요와 민속』, 참글문화, 2013, 359~360쪽.

1989년 지방자치법이 제정되고, 사회복지관이 설치되며 운영규정 등이 제정되면서 지방의 저소득층 밀집지역을 중심으로 각종 복지사업이 본격적으로 시행되었다. 사회적 취약층을 돌보는 간병·정서·의료·가사 결연 등의 서비스 제공 활동도 이루어졌다.

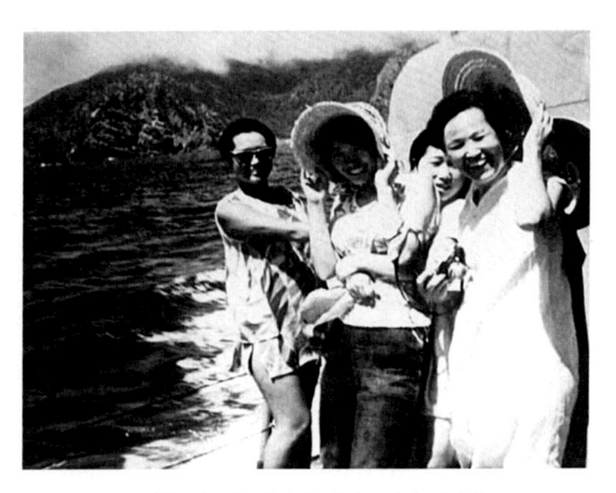

무의촌 진료를 다니던 디아코니아 자매회

그러나 섬에 사는 주민들, 도서민들에게 이런 의료복지는 매우 더디게 이루어졌다. 최근에는 보건소가 설립·운영되는 섬도 있지만, 치료를 위해 뭍으로 오가려면 바닷길을 건너야 하는 현실적인 제약이 여전하다. 한국전쟁기만 해도 목포에 신설된 목포의원[43]을 오가던 도서지역 환자 중에는 배가 끊겨 보름이고 한 달이고 약도 없이 자기 집에 머물다가 결국 가족에게 병을 전염시킨 결핵환자들도 있었다.

43) 실제로 한국전쟁 이후 목포의원에서 선료의료 활동을 하던 여성숙은 결핵환자를 치유하기 위해 섬 지방은 전전하기도 했으며 병원선을 마련하고자 애썼던 인물이다.

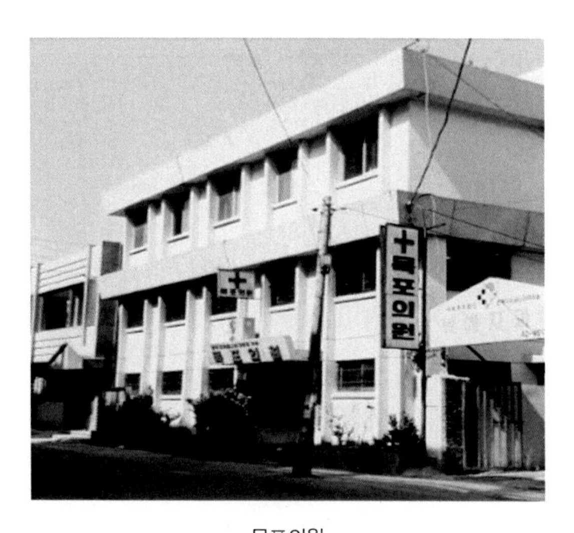

목포의원

하루 왕복하는 뱃길에 기대어 치료를 받아야 하는 일이 녹록지 않은 것은 예나 지금이나 여전하다. 민간요법을 조사하러 가거도, 재원도, 노록도, 장산도 등 먼 섬으로 필자가 현지조사를 오가는 동안에도 무릎이 아프거나, 혈압약을 타러 여객선에 몸을 싣는 노령의 주민들과 마주치곤 했다. 응급 환자를 이송할 병원선조차 마련되지 않는 상황에, 응급 헬기 지원이나 섬과 섬을 잇는 연륙교의 건설은 도서민의 생명보험이나 다름없다. 다시 말하면, 낙도와 오지의 도서민(島嶼民)들은 육지의 의료 환경으로부터 격리된 일종의 운명공동체이며, 경제적, 사상적, 인성적, 물질적 자립을 도모하며 살아가는 생활공동체이기도 하다.

도서지역은 현대의학의 혜택이 내륙에 비해 현저히 것은 섬이라는 지리적 조건의 한계로 인한 것이다. 반면 자생생물 자원이 풍부한 환경적 요소로 인해 민간요법의 전승은 여타 지역에 비해 아직까지도 활발한 편이다. 한편으로는 도서지역 전반의 고령화, 무인도화로 인해 전승기반 잔체가 와해되고 있는 상황이기도 하다. 도서민의 민간요법을 현시점에서 눈여겨 살펴야하는 까닭이 여기에 있다.

도서민들의 치병생활과 여기에 내재된 문화적 전통은 어떠할까? 도서민들의 일상생활 속에서 치병을 위한 경험의 공유, 문화적 관습 속에 축적된 각종 치료법, 민간의약 지식을 치병생활로 포괄하여 살필 수 있을 것이다. 각별히 도서민의 치병생활에 주목하는 까닭은 내륙과 떨어진 도서(島嶼) 지역 주민들이 민간요법에 대한 의존도가 높았기 때문이다.

민간요법은[44] 전통지식(Traditional Knowledge)[45]으로서 민간에서 지속적으로 전승된 민속적인 치료 행위와 경험적 지식을 총망라한 경험과학적인 치료법이다. 민간에서 행해지던 이 치료법은 의식주를 비롯한 일상생활과도 밀접하게 연관된다. 일상생활 전반에 걸친 질병의 치료행위를 '치병생활'이라고 일컬을 수 있을 것이다. 이를테면 단오에 새벽이슬을 맞은 상추로 세수를 하면 부스럼을 예방한다든지, 뱀과 해충의 피해를 줄이기 위한 방충의식(防蟲儀式)으로 행하던 진대긋기 등은 선인들의 지혜이자 풍속의 일환으로 전승된 것이다. 이 장에서는 현지조사를 토대로 한 도서민의 민간요법과 치병생활의 양상, 민간의약 지식의 전승에 대하여 다루고자 한다.

44) 한지원은 '민간요법'에는 약물요법·물리요법·주술요법뿐만 아니라 질병에 대한 관념과 속담·격언·금기어·약성가(藥性歌), 치료와 예방행위로서 세시풍속 오락, 의례, 식속(食俗) 등을 포함하여 범주화한 바 있다(한지원·김진희·이상훈, 「전통 민간요법 발굴 및 활용을 위한 기초연구-한국한의학연구원 민간요법 DB구축 사례를 중심으로」, 『인문콘텐츠』 제30호, 2013.09, 249~269쪽 참고.
한지원, 「조선총독부 의료민속지를 통해 본 위생풍습 연구」, 한국학중앙연구원 석사논문, 2012, 7~8쪽).

45) 전통지식(Traditional Knowledge)은 전통에 기반을 둔 산업적, 과학적, 문학적, 예술적 분야에서 지식활동의 결과로 생성된 기술 또는 창조물에 내재하는 지식체계이다(안윤수 외, 「전통지식과 지식재산권」, 2009, 농촌진흥청, 11쪽; 강석훈·이지은, 「전통지식 발굴조사 방법론 구축과 지식재산권 연계방안」, 『문화정책논총』 26(2), 한국문화관광연구원, 2012).

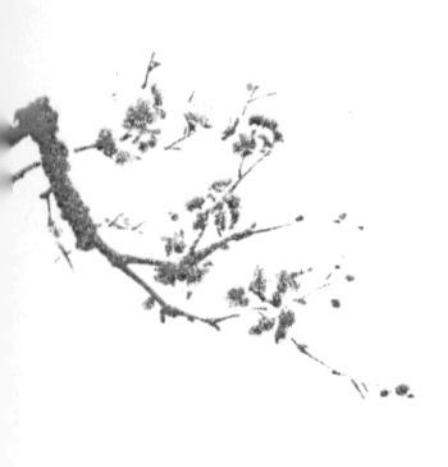

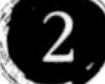

도서민의 민간의약지식과 약용생물

약용생물은 인체에 미치는 독성의 유무와 효능에 대한 인지(認知), 채취와 조약 과정을 거쳐 비로소 식이(食餌) 요법이 가능한 약물로 활용된다. 치료를 위한 약물의 조제 과정은 약재의 식별에서부터 출발하기 때문에, 약용생물의 이름과 호명 단계, 물적 특성을 파악하는 과정이 무엇보다 중요하다. 바다로 둘러싸인 도서지역은 섬을 둘러싼 생태환경적 요소들이 약용생물의 효력을 가름하는 잣대가 되기도 한다. 해풍을 맞은 더덕, 쑥, 소나무 등이 들판에서 자란 식물보다 약효가 뛰어나다고 여기는 것이 대표적인 사례이다.

치병 경험과 약재의 판별, 약초의 채취 장소와 기술, 가공 방법 등에 관한 민간의약 지식은 나름의 문화적 전통과 내력을 담지하고 있다. 도서민들이 일상생활에서 응용할 수 있는 해양생물이 약재로 활용된다. 다음 표는 전남 신안, 완도, 영광, 강진, 고흥, 함평 등에서 수집한 민

간요법 중에서 해양생물을 약재로 활용하는 사례를 정리한 것이다.[46)]

46) 이 표는 목포대학교 산학협력단의 「전남 도서지역 민간요법 발굴조사보고서」(한국한의학연구원, 2015)를 참고하고, 연수 기간 동안 필자의 현지조사 내용을 포괄하여 정리한 것이다.

종류/명칭	효능(부위나 조리 상태) 복용법
소금물	코 안이 헐었을 때 소금물을 끓여서 증기를 쐰다.
바닷물	땀띠가 나면 바닷물에 들어간다
소금	허리가 아플 때 소금으로 찜질을 한다.
다시마	간이 나쁠 때 다시마를 먹는다.
다시마	변비에 다시마를 먹는다.
다시마	주사 맞고 붓고 열이 생길 때 곰푸를 물에 불리거나 뜨거운 물에 데쳐서 붙인다.
생미역	화상에 생미역을 붙인다.
미역	변비가 있을 때는 미역국을 먹는다.
함초	팔이 아프고 마비가 올 때 함초를 말려 가루로 만들어서 물에 타서 음용한다.
함초	손발이 저릴 때 함초를 말려 가루를 내어 물에 타 음용한다.
함초	위경련 및 위염이 있을 때 함초를 말려 가루를 내어 물에 타 음용한다.
함초	함초를 말려 가루를 내어 물에 타 음용하면 상처가 없어진다.
함초	함초를 말려 가루를 내어 물에 타 음용하면 종기와 사마귀가 작아진다.
복어	암에 걸렸을 때 복어의 독을 빼지 않고 통째로 복어 삶은 물을 마신다,
복어알	암에 걸렸을 때 복어알을 생으로 먹는다
복어	암에 걸렸을 때 복어의 독을 빼지 않고 통째로 복어 삶은 물을 마신다, 병이 약해지면 복어 독이 오르면서 손발이 저리는 증상이 나타난다.
명태	중이염에 명태를 고아서 먹거나 삶은 물의 김을 쐰다.
민어알	원기회복을 위해 민어 알을 따로 빼 건조하여 참기름을 발라서 다시 한 번 건조시킨다.

종류/명칭	효능(부위나 조리 상태) 복용법
농어쓸개	배앓이에 농어 쓸개를 소주에 타서 마신다.
상어기름	이가 아릴 때 솜에 뜨거운 상어기름을 묻힌 후 통증이 있는 부위를 지진다.
민어 뼈	민어 뼈를 물에 고아 먹으면 보신이 된다.
간재미	기침이나 속병이 있을 때 간재미를 대추와 찹쌀을 넣고 죽을 쒀서 먹는다.
오징어	복통에 오징어껍질을 벗기면 하얗게 척추가 나오는데 그것을 긁어 먹는다.
문어	하혈을 하면 문어와 찹쌀, 미역하고 고아서 같이 먹는다.
전복껍데기	원기회복에 전복껍데기를 끓여서 그 물을 마신다.
전복	동상이 걸리면 전복을 데워 먹는다.
전복	탈진하면 전복을 데워 먹는다.
키조개	목이 아플 때 키조개 젖꼭지를 소금 독에 덮어 놓고 목이 아프면 한 조각씩 빨아 먹는다.
생조개	원기회복을 위해 백합을 죽으로 끓여서 환자에게 먹인다.
갱조개	황달에 걸렸을 때 모래밭에 있는 갱조개를 잡아다 삶아 물을 마신다.
백합	원기회복을 위해 생조개를 쌀과 함께 끓여서 죽을 쒀서 먹는다.
소라껍데기	이질에 소라껍데기에 기름을 넣고 끓여서 먹는다.
갯강구	당뇨에 갯강구를 볶아서 가루로 먹는다.
고추고동	간이 안 좋을 때 삶아서 국물을 마시면 좋다.
뻘게	간이 안 좋을 때는 뻘게를 삶아서 먹는다.
칠게	속병이 있을 때는 칠게를 삶아서 먹는다.
돌짱게	피부염증에 돌짱게를 잡아다 게딱지를 벗겨내어 환부에 올려놓고 천으로 동여매어 놓거나 가루를 내어 붙인다.
성게	복어 먹고 중독되면 성게를 먹는다

보찰 (거북손)	황달에 보찰을 끓여서 그 물을 마시면 증세가 완화된다.

도서민들이 인지하는 약용생물 중 어패류 및 해조류

토가 멈추지 않을 때 소금물을 조금씩 먹거나, 땀띠가 날 때 해수욕을 하여 소금물로 씻어냈다. 눈 다래끼가 났을 땐 계란을 환부에 문지르면 되고, 무릎이 아플 때는 고양이를 고아 먹으면 관절에 좋으며, 홍역에 걸렸을 때나 낙태를 할 때 개고기를 삶아서 먹는다는 사례도 수집되었지만 실제로 가축을 동원해 육식을 통해 치료를 하는 경우는 매우 드물다. 도서지역에서 육고기의 식용 자체가 어려웠기 때문이다. 구렁이나 뱀이 대거 서식하는 도서지역이기에, 약술을 담아 먹거나 홍역이 걸렸을 때 구렁이 허물을 냄비에 태워서 입에다 바르는 치료법도 수집되었다.

이 밖에도 뼈가 부러졌을 때 오래된 개똥을 고약처럼 만들어서 환부에 붙이거나 뼈가 부러졌을 때 재래식 화장실에 유리병을 걸어두고 인분 물만 건져 복용하기도 했다. 이는 제주를 비롯한 내륙 지역에서도 너르게 전승되는 민간요법 중 하나이다. 똥을 약으로 쓰는 치료법은 일찍이 정약용도 “개똥은 오로지 어혈의 치료에 쓰되 바람과 추위에 다친 날이 오래되어도 흩어지지 않는 경우에 이를 먹는다"[47]라고 기록한 바 있다. 허리가 아플 때 벌집으로 술을 담가 먹거나, 이가 아릴 때 지네주를 헝겊에 찍어서 문히는 등 독성이 강한 곤충류를 약용으로 쓰기도 했다. 그러나 실제로 약용생물의 주류를 차지하는 것은 산야초와 나무 등 식물류이다. 호박, 감자, 콩, 녹두 등 밭작물이나 익모초나 천문동, 칡 등 약성이 있는 산천초목을 채취하여 조약하였다. 다음은 필자가 신안 지역의 섬 중에서도 재원도와 임자도, 가거도 등을 현지조사하면서 수집한 자료를 정리한 것이다.[48]

47) 정약용 지음, 김남일·안상우·정해렴 역주, 『마과회통』, 현대실학사, 2009, 332쪽.

48) 정약용 지음, 김남일·안상우·정해렴 역주, 『마과회통』, 현대실학사, 2009, 332쪽.

종류/명칭	효능(부위나 조리 상태) 복용법
쑥	설사가 날 때 보릿가루와 쑥을 넣고 즙을 내어서 복용한다.
	발목이 아플 때 말린 쑥을 비벼 불을 붙이고 발목에 뜸을 뜬다.
	상처에 진물이 날 때 말린 쑥을 비벼서 환부에 붙인다.
도라지	목이 아플 때 도라지를 말려 가루를 낸 다음 물에 타서 먹는다.
	목이 아플 때 도라지를 말려 가루를 낸 다음 배숙 만들 때 넣어서 함께 먹는다.
	목이 아플 때 도라지를 말려 가루를 낸 다음 설탕을 넣고 청을 만들어서 물에 타 먹는다.
오이	햇볕에 피부가 타서 화끈거릴 때 오이를 나박나박 썰어서 환부에 붙인다.
양파	비만이 있을 때 양파로 청을 만들어서 물에 타먹는다.

종류/명칭	효능(부위나 조리 상태) 복용법
마늘	이가 아플 때 마늘을 달구어 아픈 치아 부분에 올려놓고 입을 꽉 다물어 문다.
	속이 아플 때 마늘청을 만들어 물에 타먹는다.
산약	씨를 발라낸 호박 안에 딱지 뿌리를 넣고 고아서 수시로 복용한다.
호박	감기에 걸리면 호박을 쪄서 먹는다.
녹두	배가 아플 때 녹두 가루와 쌀을 넣고 죽을 만들어서 먹는다.
콩	동상이 걸리면 메주콩을 차갑게 해서 그 속에 환부를 넣는다.
	단독에 걸렸을 때 콩을 깨물어 먹는다.
	이가 시리고 아플 때 생콩을 뜨겁게 달궈서 환부에 넣은 뒤 물고 있는다.
미나리	황달이 있을 때는 미나리를 찧어서 즙을 내어 먹는다.
익모초	설사가 멈추지 않을 때 익모초를 깨끗이 씻어 물에 달여서 음용한다.
천남성	철남생의 뿌리를 즙내어 1일 2회 먹는다. 반드시 차갑게 먹는다.
	가래가 끓을 때는 천남성 뿌리를 물에 끓여 반드시 식힌 다음에 음용한다.
지우초	설사가 멈추지 않아 배가 아플 때는 지우초를 물에 달여서 음용한다.
골단초	신경통이 있을 때 골단초 뿌리를 말려 물에 넣고 끓여 음용한다.
천문동	기관지가 좋지 않을 때 천문동 뿌리를 말려 물에 넣고 끓여 음용한다.
창출	위장병이 있을 때 창출고를 내어 먹는다.
주초	복통이 날 때 주초 뿌리를 물에 달여서 물을 음용한다.
칡	칡은 해열에 효과적이며 정력 증진에 좋다.
딱지꽃	무좀에 걸렸을 때 딱지꽃 뿌리를 찧어서 무좀 환부에 바른다.
접시꽃	생리불순이 있거나 유산을 방지할 때는 흰 장닭과 접시꽃 뿌리를 고아서 먹는다.

백작약	속병이 있을 때 백작약 뿌리로 술을 담궈 먹는다.
적작약	염증이나 출혈이 있을 때 홍작약 뿌리를 즙을 내어 복용한다.
뱁쨍이	오줌소태(방광염)가 걸렸을 때 뱁쨍이 뿌리를 물에 넣고 끓여서 음용한다.
구수나무	이질에 걸렸을 때는 서쪽으로 난 구수나무 뿌리를 물에 달여서 음용한다.
무화과	독이 있는 벌레인 지네와 벌에 쏘였을 때 무화과 열매의 진액을 환부에 바른다.
느릅나무	종기가 났을 때 느릅나무 껍질을 찧어서 환부에 붙인다.
밤나무	옻이 오르면 밤나무 잎을 넣고 끓인 물로 목욕을 한다.
엄나무	위장병이 있을 때 엄나무 껍질을 말려 물에 넣고 끓인 물을 먹는다.
꾸지뽕나무	간이나 자궁이 안 좋을 때 꾸지뽕나무 껍질을 말려 물에 끓여 먹는다.
	타박상 환부에 꾸지뽕나무 열매를 찧어 붙인다.
후박나무	산후에 후박나무 껍질을 물에 달여서 먹는다.
와송	암에 걸리면 와송을 갈아서 먹는다.
깨끔나무	감기에 걸렸을 때 깨끔나무를 깨끗이 씻어 절구통에 통째로 찧은 후 시퍼런 즙이 나오면 체에 걸러 마신다.
빽딸나무	상처가 났을 때 길가의 빽딸나무를 뽑아 찧어서 환부에 바른다.
감	덜 익은 감을 짜서 뱀에 물린 환부에 얹는다.
배	감기나 기침이 심할 때 는 배숙을 만드는데, 배 속을 파낸 후 콩나물과 개엿을 넣어 은근한 아궁이 불에 하루 정도 놓았다가 먹는다.
감자	화상을 입었을 때는 환부에 감자를 썰어 붙여 화기를 뺀다.
물	화상을 입었을 때는 환부에 찬물을 부어 화기를 없앤다.
불	못이 박혔을 때 못을 빼내고 환부를 불에 쪼인다.
보리밥	상처가 곪았을 때 보리밥에 소금을 짓이겨 환부에 바른다.
보리	홍역에 걸렸을 때 탈수증을 예방하기 위해 보리차를 끓여 식혀 먹인다.

밥	손가락이 아플 때 뜨거운 밥 안에 손가락을 넣는다.
된장	두상에 피가 날 때 된장을 바른다.

서남해 도서민의 약용식물에 대한 전통지식과 민간요법

표에 정리한 약용생물의 활용사례는 '민간의 약'에 대한 전통지식의 일환으로 각종 의서에도 언급되어 있으며, 약효와 치료법, 조제에 관련한 내용이 기록되어 있다.[49] 특히 앞서 제시한 <서남해 도서민의 약용식물에 대한 전통지식과 민간요법> 표에 언급된 약재의 활용은 도서지역이 아닌 강원도 산간과 중부 내륙 지역에서도 산견된다. 서론에서 언급한 바와 같이 질병을 치료하는 약재의 활용은 일상생활에서 쉽게 구할 수 있는 식재나 생물자원이 주류를 이루었고, 질병의 치료를 위한 민간요법도 도서지역에만 특수하게 전승되는 것이 아니라 보편적인 경향을 띠었다.

49) 「문화재보호법」 제2조 문화재 정의에서 무형문화재로 '한의약, 농경 어로 등에 관한 전통지식'을 명시하고, 「무형문화재법」에서는 기존의 무형문화유산 보호 범주 분류에서 추가로 '구전전통 및 표현, 민간의약지식, 생산지식, 자연 및 우주에 대한 지식 등'을 포함시켰다.

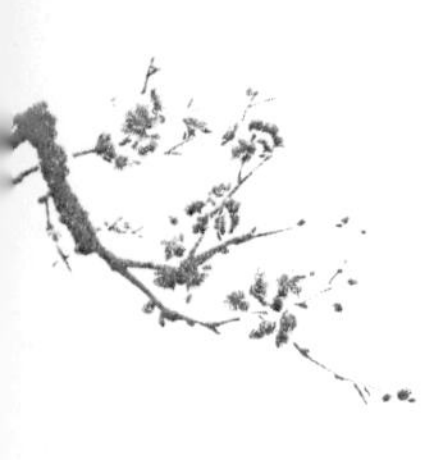

3 『동의보감』을 통해 본 한의약적 효능

서남해 도서민의 약용식물에 대한 전통지식과 민간요법이 지닌 한의약적 실효성을 검토하고자 『동의보감(東醫寶鑑)』을 통해 약재의 효능을 살펴보면 다음과 같다. 『동의보감』「탕액」 편에도 앞서 제시된 약재 관련 기록을 찾아볼 수 있다. 그중 일부를 제시하면, 오적어골은 갑오징어 뼈를 가리키는데, 오징어 뼈를 해표초라고도 한다. 물에 2시간 동안 끓여 누렇게 되면 껍질을 벗기고 곱게 간 후, 수비해서 볕에 말려 쓴다.[50] 도라지는 길경으로 일컬어졌는데, 성질이 약간 따뜻하고도 평(平)한다. 맛은 맵고 쓰며 독이 조금 있다. 폐기로 숨이 가쁜 것을 치료하고, 온갖 기를 내리며, 목구멍이 아픈 것과 가슴과 옆구리가 아픈 것을 치료하고, 고독(蠱毒)을 없앤다.[51] 마늘은 대산이라고도 했으며 성질이 따뜻하고 뜨겁다고도 하는데, 맛은 매우며 독이 있다. 주로 옹종을 깨뜨리고 풍습과 장기(瘴氣)를 없애며, 현벽(痃癖)을 깨뜨리고 냉과 풍

50) 『동의보감(東醫寶鑑)』「탕액(湯液)」 편, 骨一名海螵蛸. 凡使水煮一時, 煮令黃, 去皮, 細硏, 水飛, 日乾用.《入門》 한의학고전DB(https://www.mediclassics.kr/books)의 『동의보감』 참조.

51) 『동의보감(東醫寶鑑)』「탕액(湯液)」 편, 本草 性微溫一云平, 味辛苦, 有小毒. 治肺氣喘促, 下一切氣, 療咽喉痛, 及胸脇諸痛, 下蠱毒, 한의학고전DB(https://www.mediclassics.kr/books)의 『동의보감』 참조.

을 없앤다. 비(脾)를 튼튼하게 하고 위(胃)를 따뜻하게 하며, 곽란으로 근이 뒤틀리는 것을 멎게 하고 온역을 물리치며, 노학(勞瘧)을 치료하고 고독을 없애며, 뱀이나 벌레에 물린 것을 치료한다.[52] 천문동은 성질이 차고 맛은 쓰고 달며 독이 없다. 폐에서 숨이 가쁘고 기침하는 것을 치료하고, 담을 삭이며, 피 토하는 것을 멎게 한다. 폐위(肺痿)를 치료하고 신기(腎氣)를 통하게 하며, 마음을 진정시키고 소변을 잘 나오게 한다. 차면서도 보할 수 있고 삼충(三蟲)을 죽이며, 안색을 좋게 하고 소갈을 멎게 하며, 오장을 적셔 준다.[53]

또 느릅나무 껍질은 유표라고도 부르는데 성질이 평(平)하고 맛은 달며 독이 없다. 성질이 미끌미끌하여 대소변이 나오지 않는 데 주로 쓰고 소변을 잘 나오게 한다. 장위(腸胃)의 열사를 없애고 부종을 가라앉히며, 오림을 잘 통하게 하고 불면과 코고는 것을 치료한다.[54] 엄나무 껍질은 성질이 평(平)하고 따뜻하며, 맛은 쓰며 독이 없다. 허리와 다리를 쓰지 못하는 것, 마비되고 아픈 것, 적백리에 주로 쓴다. 중악·곽란·감닉창·개선, 치아가 아픈 것, 눈이 충혈된 것을 치료하고, 풍기를 없앤다.[55] 이상의 약재 관련 내용은 『동의보감』의 「탕액」 편에 수록

52) 『동의보감(東醫寶鑑)』 「탕액(湯液)」 편, 性溫一云熱, 味辛, 有毒. 主散癰腫, 除風濕, 去瘴氣, 爛痃癖, 破冷除風, 建脾溫胃, 止霍亂轉筋, 辟溫疫, 療勞瘧, 去蠱毒, 療蛇蟲傷. (한의학고전DB(https://www.mediclassics.kr/books)의 『동의보감』 참조).

53) 『동의보감(東醫寶鑑)』 「탕액(湯液)」 편, 性寒, 味苦甘, 無毒. 治肺氣喘嗽, 消痰, 止吐血. 療肺痿, 通腎氣, 鎭心, 利小便. 冷而能補, 殺三蟲, 悅顔色, 止消渴, 潤五藏. 한의학고전DB(https://www.mediclassics.kr/books)의 『동의보감』 참조.

54) 『동의보감(東醫寶鑑)』 「탕액(湯液)」 편, 性平, 味甘, 無毒. 性滑利, 主大小便不通, 利水道. 除腸胃邪熱, 消浮腫, 利五淋, 治不眠, 療齁. 한의학고전DB(https://www.mediclassics.kr/books)의 『동의보감』 참조.

55) 동의보감(東醫寶鑑) 탕액편(湯液編), 性平一云溫, 味苦, 無毒. 主腰脚不遂, 麻痺疼痛, 赤白瀉痢. 治中惡霍亂,療疳䘌疥癬,牙齒痛,及目赤, 除風氣.(한의학고전DB, 동의보감편, https://www.mediclassics.kr/books). 관련 내용은 모두 한의학고전 DB 동의보감편(https://www.mediclassics.kr/books)을 활용함.

되어 있다. 병증에 따른 약재의 쓰임에 편차가 있으나, 대체로 수집된 식이요법 사례들은 문헌 자료를 통해서도 검증 가능한 것들이다.

본초학에서 갈근(葛根)은 칡의 주피를 제거한 뿌리로 봄과 가을에 채취하여 말리거나 외(煨)하여 쓴다. 발열은 심하면서 오한은 가벼운 증상, 투발반진(透發槃疹), 해기퇴열(解肌退熱), 생진지갈(生津止渴), 지사(止瀉)의 효능이 있다. 표증(表證)의 발열, 무한(無汗), 두통, 발진불투(發疹不透), 열병구갈(熱病口渴), 소갈(消渴) 등에 적용한다. 마진(痲疹)을 피어나게 하는 효능이 있다.[56] 창출은 봄과 가을에 채취하여 볕에 말리고 약한 불로 잔뿌리를 태워 없앤 것을 그대로 쓰거나 물이나 쌀뜨물에 침적시켜 썬 다음 미황색이 되도록 제조하여 쓴다. 눈이 침침하고 어두운 증세에 단미로 쓰면 효과가 있다.[57] 이런 치료법들은 오늘날 한의약학계에서도 실제로 계속 통용되는 것들이다.

56) 사단법인 대한약사회, 『본초학』, 한국생약학협의회, 1994, 107~109쪽.

57) 사단법인 대한약사회, 앞의 책, 332쪽.

제4장

전통지식으로서 민간요법의 전승

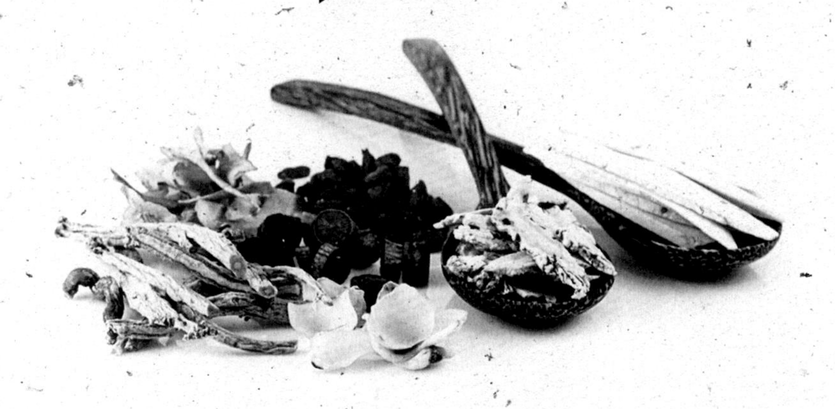

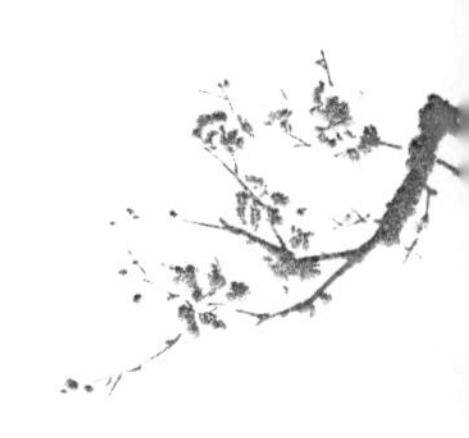

1
경험담을 통한 민간요법의 구전

전통지식으로서 민간의약 지식과 치료법은 애초부터 활자화된 고정불변의 사실로만 전해지는 것이 아니다. 민간요법이 그 자체로 기록되어 세간에 전해지는가 하면, 치병생활의 일환으로 경험담과 더불어 구전되면서, 민간의약 지식과 치료법이 입체적으로 전승된다는 특징이 있다.

이 경험담들은 약재와 조약 과정의 전승경로를 알 수 있는 임상 내력, 처방의 경험과 약효, 완치의 가능성 여부를 판단하고 검증을 강조하는 내용들로 구성되며, 동일한 약재나 병증에 대하여 유의미한 경험이 반복적으로 구연된다. 민간요법의 전승방식에는 단순한 지식의 나열만 있는 게 아니라 스스로 살면서 겪어온 사연과 약을 음용한 주변인에 대한 기억과 더불어 조약 과정을 경험하거나 약재의 복용 전후 상태를 진단하는 과정도 수반된다.

1-1. (할머니, 굼뱅이 같은 것도 먹어요?) 그거는 간안 좋은 사람 직통이라. 굼벵이를 한 동 먹어도 옛날 묵은 집 뜯으면. 초가집. 짚푸락 다 썩으만 그기서 나와. 거시기 짚으로 집을 하냐면 마라미로 옛날 집으로 초가집. 그놈을 뜯으면 많이 나와. 그것이 근데 못 묵겠더라. (어떻게 해서 먹어요?) 댈여서 먹는데. 못 먹어. 죽어도 못 먹겠더라. 윤허 아버지 볶아가지고 그놈을 가루로 해서 헌디. 달여서 그놈이 곧 핏물이더만. 장물처럼 곧 핏물이더만. 꼭 사내기 냄새.[58]

58) 재원도 주민 김정금(여, 82세) 제보.

1-2. (눈에 삼 걷어낼 때는 어떻게 했어요?) 삼째미하면 되재. 여기 밴댕이 눈 구녕에다가 가시 찔어다가 소죽에다가 벼랑박에 넣어. (걸어요?) 벽우에다가. 옛날 엄마들은 잘허드만. 아니 그냥 뭔 그런 저기로 허러 댕긴 것도 아이고, 그런께 눈 같은 거 뭐 티들고 그러믄 잘 내고 눈에도 뭔 석, 뭔 석인지 다 알아버리드만. 이 눈이 아프잖아요. 그러믄 멍울멍울 허 갖고 그렇고 허믄은 빨개 갖고 그러믄 뭐 고기석이라고도. 고기석 인자. 샘 앞에 콕 쑤셔놓고 눈구녕. 이 송에나, 송어. 뭔 그런 것 갖다가 그거 조왕 앞에다가 이렇게 기리드만. 그래갖고. 오른눈이 그러냐 그러믄 오른짝이다 그리고, 이 여 눈이 그러믄 그 짝에

다 딱 기리고. 그래갖고 또 무슨 석 썼으믄 우리들 그전 때 이렇게 반드시 타고 댕겼잖아요. 그러믄 여그를 또 한 번 따, 따주드라. 그런께 낫으드라고. 희한해. 아이 베람빡 여 조왕 앞에다가 이러고 눈 구녕 쑤셔놔. 가시로.[59)]

59) 재원도 주민 고남심(여, 79세) 제보.

1-3. 내가 죽었다가 그 이틀 만에 깨어났어. 구수나무 아이고 아이고. 처음에 동쪽으로 뻗은 구수나무 뿌리를 해다가 (중략) 내가 죽었다가 그 이틀 만에 깨어났어. 구수나무 뿌리를 우리 성님이 한 삽으로 해주더라니께. 막걸리로 타서라, 배가 아픈 게. 나도 아프다고 맨날 사람이 많이 아이고 나요. 그놈을 나는 삽으로다가 한 삽으로. 일렁어매가 해가 지고 우리 약 없다고 할 때, 워매 그놈을 한 까리하고 막걸리하고 죽어버렸당게. 우리 뒤에 돌아가면 세탁소가 있었어. 거어- 가다가 아무것도 참 껍따기 있더라무. 그래 갖고 그 이튿날서 깨어났다, 나는. 그렁게 아팠어. 하두 아프다고 옆에서는 소리해쌌고. 한쪽방은 내줘야 될 텐데. 막걸리 한 사람이 거슥 동생 내가 막걸리 한 잔 줄게. 약만 해다 주다고. 그 놈 해다 주고 한 잔을 동쪽으로 뻗어 놓은 어디서 듣고 사람 죽은 것이라고 하던데. 까닥하면 죽었다. 의사 데려왔지, 의원 데려왔지. 구수

나무 천지여. 우리 마당가시에도 큰 놈 하나 있어. 시방. (지금 있어요?) 있지. 그놈 무시라. 그때 큰일나. 안 먹어야 돼. 지금은 약 좋응게 조약 안 해도 돼. 약도 없고, 아무것도 없고, 병원도 없당게. 세 번 죽을라고 하는데.[60)]

60) 재원도 주민 고남심(여, 79세) 제보.

위에 제시한 이야기 중에서 1-1은 굼벵이의 약효를 알아챘던 기억을 토로한 회고이자 약을 복용하기 어려웠던 경험담이기도 하다. 그런가 하면 1-2는 삼눈을 잡기 위해 '삼째미'를 행하던 '옛날 엄마들' 살던 시절에 목격했던 장면을 묘사하듯 풀어낸 이야기이다. 지극히 현실적인 환자의 증상에 대해 주술적 치료를 행했던 당대의 생활상을 담고 있다.

1-3은 구수나무를 서쪽이 아닌 동쪽으로 뻗은 것을 잘못 달여 먹어서 죽을 뻔했다가 살아난 사건에 대한 경험담이다. 죽었다 살아난 사람들의 경험의 서사[61)]를 비롯하여, 병을 앓다 약재를 구하고 치료하여 나은 경험이 생생하게 드러난다. 병증과 약물 및 치료법에 대한 해석, 치병 전후의 과정, 삶과 죽음의 경계에서 아슬아슬하게 고비를 넘긴 경험과 이에 대한 반성적 사고가 녹아들어 있다. 1-3은 민간요법으로 인해 부작용을 겪은 사례이기도 하며, 그 원인

61) 한정훈에 따르면 체험은 주체가 하나의 사건을 접촉하고 있는 현재 상태를 이르는 말이라면, 경험은 주체가 체험을 반성적으로 사유하면서 의미를 부여한 것이다(한정훈, 「죽음의 경험적 지식 구성과 이해」, 『민속연구』 37, 안동대 민속학연구소, 2018, 233, 240쪽).

을 약재의 생태, 특히 나무가 나고 자란 방향과 연관 지어 해석한 이야기이다.

대개 이런 치병 관련 경험담은 병증 확인, 채약 및 제조, 복용과 효험, 임상 전례와 효과의 나열로 이루어진다. 모든 것은 과학적 근거 여부와 무관하게 '경험'에 의거한 것이다. 환자 또는 환자의 주변인이 약재의 효능을 재검증하고 마치 임상 사례를 판단하는 듯한 주체적 행위가 반복적으로 이루어진다. 병이 완치되지 않거나 때로는 생사를 오가는 기억으로 남거나, 생로병사(生老病死)를 소재로 한 인간사(人間事)의 신이한 이야기로 전해지기도 한다.

더러 집안 대대로 내려오는 특별한 처방이 가계전승되기도 하였다. 마을공동체 내에서 구전되는 약물요법은 대개 오랜 세월을 거쳐 시행착오를 거듭하면서 적절한 처방이 세대를 거쳐 계승되었다. 병을 치료하는 방법은 경험담으로 구전되며, 이를 통칭하여 경험방(經驗方)이라 할 수 있다. 온갖 식물 중에서도 약초는 인체에 미치는 독성의 유무와 효능에 대한 인지(認知), 채취와 조약 과정을 거쳐 비로소 식이(食餌) 요법이 가능한 약물로 활용된다. 약초의 채취 방법이나 조약 과정도 대개 공동체 구성원들끼리 공유하고 있다. 또한 약재의 채취나 효력이 특

정 지명이나 효(孝)와 관련된 주제의 실화나 설화로 구전되기도 했다.[62]

의료기관의 혜택을 받기 어렵거나, 의료비를 지급하기 어려운 상황에 놓인 서민들에게 민간요법은 생명을 담보로 한 무상공유의 재산과도 같은 것이었다. 필자가 만난 민간 치료사들 중에는 스스로 '돌팔이'라 일컫는 이도 있었다. 그러나 의료환경과 교통이 열악하고, 마땅히 응급 환자를 치료할 방도를 찾지 못한 주민들에게, 약초나 침술에 대한 해박한 지식과 경험을 갖춘 민간 치료사의 존재는 각별했다.

이들의 의료 행위는 대가성 없는 의료봉사 활동이라고도 할 수 있다. 나와 내 가족이 아닌 남을 치료하는 데 대한 책임감으로 스스로 학습도 게을리하지 않았다. 이를 단순히 비전문인의 무허가 의료 시술로 볼 수만은 없다. 물론 정식 허가를 받지 않은 의료행위가 비윤리적 상술에 악용되면서 '비방'이나 '비법'으로 둔갑하여 환자들을 현혹하거나 해를 끼칠 수 있다. 그러나 주민들은 안전성이 검증된 치료법을 활용했으며, 가족과 이웃, 공동체 내에서 치료법을 공유했다.

민간요법은 나름의 공동체 내에서 그 효력이 검증되어 세대 간, 이웃 간에 전승되는 치료행

62) 박혜영, 「당진 지역 민간요법의 전승과 민속지식」, 2015 당진시 무형유산 목록화 연구 학술대회(당진 지역 무형유산의 현재와 미래), 2015.08.24.

위라는 점에서 전통지식과 결부된다. 전통지식(Traditional Knowledge)은 전통에 기반을 둔 지식활동의 결과로 생성된 기술 또는 창조물에 내재하는 지식체계이다.[63] 민속이 어떤 집단 사람들 사이에서 세대에서 세대로 전승되는 생활관습을 가리킨다면, 집단 성원들의 생각과 경험 속에서 마련되고, 나름의 적절성을 인정받아 통용된 지식은 민속지식이자[64] 전통지식으로 일컬을 수 있다. 이 적절성은 집단 성원들의 논리적 체계나 판단의 체계를 구축하는 객관적 타당성을 의미하기도 한다.[65]

여기에서 중요한 것은 전통지식의 '공공성'이다.[66] 단지 개인의 인지나 지식이 아니라,[67] 공동체 성원들 사이에 살아있는 지식을 전통지식이라 명명할 수 있다. 그러기에 문화적 공감대에 뿌리를 둔 어휘를 통한 의사소통 체계라든지, 생활관습과 같은 공공의 자산이 전통지식의 범주에 포함될 수 있다.[68] 다분히 경험과학적인 질병의 치료방법이라는 점에서, 그리고 공동체 사회에서 개인과 집단 간에 축적되어온 나름의 지식체계라는 점에서 민간요법은 전통지식이자 공공의 자산으로서 가치를 지닌다.

63) 안윤수 외, 「전통지식과 지식재산권」, 농촌진흥청, 2009, 11쪽.

64) 배영동, 「분류적 인지의 민속지식 연구의 가능성과 의의」, 『비교민속학』 57, 비교민속학회, 2015, 76쪽.

65) 배영동, 앞의 글, 같은 쪽.

66) 함한희, 「민속지식의 생산과 공공성의 문제-마을 민속아카이브 구축과 관련해서」, 『민속연구』 제17집, 2008, 7~31쪽.

67) 안동대학교대학원 민속학과 BK21플러스사업팀, 『송사마을 사람들의 민속과 전승지식』, 민속원, 2015, 5쪽.

68) 안동대학교대학원 민속학과 BK21플러스사업팀, 앞의 책, 5~8쪽.

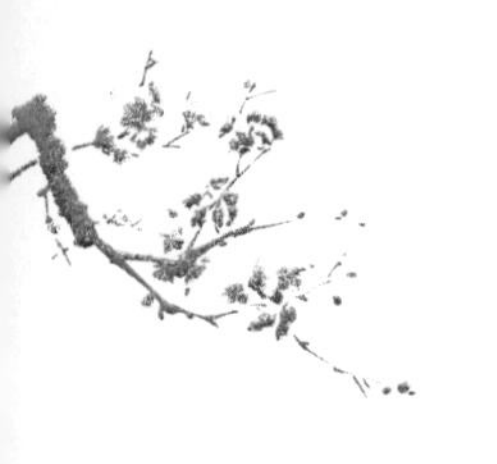

2

도서민의 민간요법 전승양상

신안 북부 지역의 지도(智島) 인근에 위치한 임자도는 모래섬이어서 대파 농사를 짓는 농가가 많다. 임자도 장동마을에서는 대파 뿌리를 달여서 마시는 감기 치료법이라든지 마늘청을 만들어 두었다가 속이 아플 때 물에 타서 마시는 민간요법이 전승된다. 인근의 재원도와 노록도에서도 각종 민간요법이 전승되고 있다.

눈동자에 생긴 좁쌀만 한 점이 삼인데, 눈망울에 삼이 생겨 몹시 쑤시고 눈알이 붉어지면 어린 남자아이의 생식기에 눈을 비비면 낫는다고 믿었다. 염분이 많은 바닷물에 들어가 수영을 하여 피부병을 고치는 치료법이나, 어류를 활용한 민간요법도 전승된다. 임자도 대기리 장동마을에서는 기침이나 속병이 있을 때 간재미에 대추와 찹쌀을 넣고 죽을 쑤어 먹었다. 신안 지도읍 탄동에서는 옻이 오르면 환부에 갯물을 발라 치료하고, 눈이 아플 때는 소금찜질을 했다. 기관지가 안 좋거나 천식이 있을 때

동백기름을 복용했다. 종기에는 송진과 사카린을 섞어 만든 고약을 만들어 환부에 붙여 치료했다.

그런가 하면 신안군 지도읍 점암에서 배를 타고 임자도를 거쳐 1시간여 걸리는 재원도는 약초의 섬이라고 할 수 있다. 재원도 토박이 여성들은 삼삼오오 배를 타고 인근 무인도로 출타하여 해풍을 맞고 자란 질 좋은 산더덕을 캐어, 육지에 내다 팔고 남은 돈으로 곡식을 구매하거나 생계에 보태었다. 산더덕이나 꾸지뽕, 약쑥이나 창출 등을 인근 산과 들에서 캐어 집근처 마당에 옮겨 심고 철마다 밭에서 재배하여 사용하는 주민들도 있다. 작목반 구성원들끼리 약초고사리연구회를 결성해서 운영했을 정도로, 약초와 관련된 생활문화가 여전히 남아 있고, 요즘도 인근 무인도에 자생하는 약초를 채취하러 다니는 청년들이 있다.[69] 재원도의 주민들 중에는 밭에서 작은 독사에 물린 후 괜찮은 줄 알고 집으로 돌아왔는데, 독이 번져 발을 디딜 수 없을 정도로 통증이 왔다고 한다. 다행히 동네 아는 분이 아편을 주어 그날 저녁과 다음 날 아침에 맞았는데 거짓말처럼 싹 나은 이도 있다. 재원도 주민들은 요즘도 이질에 걸렸을 때는 구수나무 뿌리를 물에 달여서 먹고,

69) 박혜영, 「약초와 주술을 활용한 민간의료」, 『재원도』, 국립해양문화재연구소, 2016.

기관지가 좋지 않을 때 천문동 뿌리를 말려 물에 넣고 끓여 음용한다. 창출을 채취하여 창출고를 조약하거나 꾸지뽕나무로 당뇨를 치료하기도 했다. 간이 안 좋거나 자궁이 안 좋을 때 꾸지뽕나무 껍질을 말려 물에 넣고 끓여 음용하고, 타박상을 입었을 때 꾸지뽕나무 열매를 찧어서 환부에 붙였다.[70)]

70) 박혜영, 앞의 글 참고. 약물치료는 우수엽, 강춘화, 이삼순, 노정월, 김종근, 진월순, 오막례, 고두심, 진성인, 고남심의 제보 내용을 토대로 작성.

재원도에서 전승되던 민간의료의 범주는 단순히 치료법에 국한되지 않으며, 놀이와 주술, 예방 차원의 속신에 이르기까지 폭넓다. 이를테면 피부가 고와지고 부스럼이 나지 않도록 단옷날 아침에 새벽이슬을 맞은 상추로 세수를 하던 세시절기의 풍속들도 민간의료 행위에 속한다. 임산부가 지켜야 할 금기나 산속(産俗)도 포함된다. 그밖에 생활공간에서 뱀에게 물리거나 해충으로부터 피해 입는 일을 줄이기 위해, 월 보름 아침에 풀이나 나뭇단을 묶어 '진대'를 만들고 띠로 새끼줄을 꼬아 묶어서 끌고 다니면서, "진대끗자 뱀끗자"라고 외치며 온 마을을 돌아 뱀을 쫓아내던 진대놀이도 뱀에게 물리거나 다치는 것을 예방하는 민간의료의 성격을 지닌다. 이처럼 다채로운 방법으로 전승된 민간의료는, 도서민(島嶼民)들이 일상생활 속에서 스스로 병을 예방하고 치료하며 축적해온 생활의

지혜이다.[71]

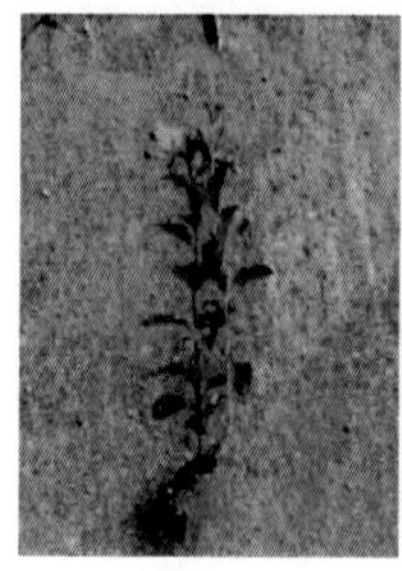
창출 채취

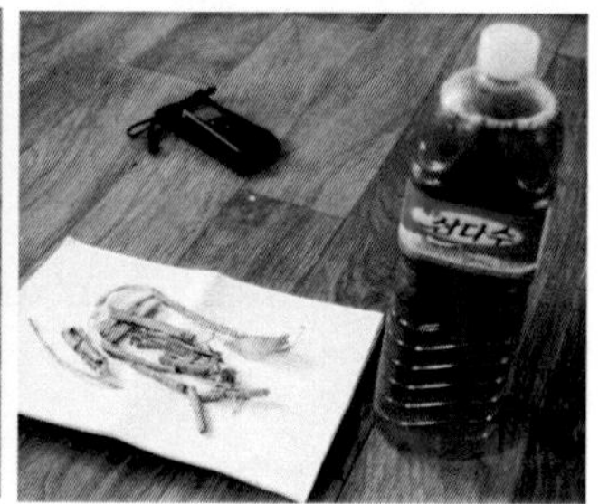
꾸지뽕 달인 물

또 신안을 포함한 다도해지역에는 목에 생선 가시가 박혔을 때 가시를 빼내는 이른바 '체 내는 사람'으로 일컬어지던 전문적인 치료사가 존재했다. 더러 섬을 찾는 외지인으로부터 침술과 같은 시술이 이루어지기도 했다. 또 몇날 며칠씩 배에서 머물러야 하는 선원들을 위해 양귀비를 고아서 달인 물을 상비약으로 배에 구비하고 다니던 일화도 쉽게 들을 수 있다. 도서민들이 배를 타고 다니던 중에 탈이 나면 병원을 갈 방도가 없기에 응급치료를 위한 침술이라든지 구급약에 의존해야만 하는 상황은 지금도 여전하다.

71) 박혜영, 앞의 글 참고.

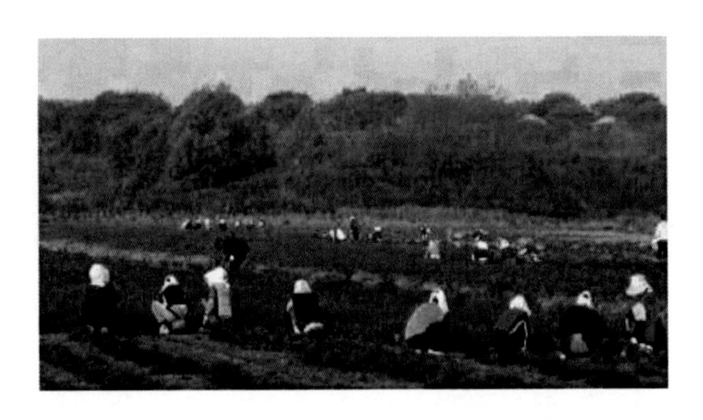

신안 지역 함초 재배

이 '민간요법'[72]에는 약물요법·물리요법·주술요법뿐만 아니라 질병에 대한 관념과 속담·격언·금기어·약성가(藥性歌), 치료와 예방행위로서 세시풍속 오락, 의례, 식속(食俗) 등이 포함된다.[73] 이를테면 피부가 고와지고 부스럼이 나지 않도록 새벽이슬을 맞은 상추로 세수를 하던 단옷날 풍속도 민간요법에 속한다. 금기와 예방 차원에서 익모초와 진득찰을 뜯어 오시에 볕에 말려 약으로 쓰는 전통도 있었다.[74] 임산부가 지켜야 할 금기나 산속(産俗)에도 몸가짐을 조심하고, 음식을 가려 먹어 유산이나 기형아의 출산에 주의하고, 산후풍을 예방하도록 하는 선인들의 지혜가 담겨 있다. 그런가 하면 근래에는 '퉁퉁마디'라고 하여 나물로 무쳐먹던 함초의 약효를 새로이 검증하여, 건강 및 약용식품으로 특허 출원한 사례도 있다.[75]

72) 한지원·김진희·이상훈, 「전통 민간요법 발굴 및 활용을 위한 기초연구-한국한의학연구원 민간요법 DB구축 사례를 중심으로」, 『인문콘텐츠』 제30호, 2013.09, 249~269쪽 참고.

73) 한지원, 「조선총독부 의료민속지를 통해 본 위생풍습 연구」, 한국학중앙연구원 석사논문, 2012, 7~8쪽.

74) 홍석모 지음, 전승모 풀어씀, 『동국세시기』, 풀빛, 2009, 131쪽.

75) 신안 함초 식품 개발 회사 '다사랑'에서 개발자 인터뷰 및 사진 활용.

민간요법은 이렇게 서민들의 생활문화 전반을 아우른다는 점에서 의식주 생활이라든지 생활관습, 민간신앙이라든지 민속놀이와도 얼마든지 연계될 수 있다.[76] 그래서 민간요법은 단순히 합리성이나 과학성의 척도만으로 그 성격을 규명하기 어렵다. '합리적'인 치료법으로 자리매김해온 각종 식이요법이나 물리적인 치료방법에 대한 실증적 접근과 더불어, 질병에 대한 인식과 치료를 문화적 현상으로 이해하고 인식의 층위와 그 의미를 해석해내는 작업이 수반되어야 한다.

76) 함한희, 「민속지식의 생산과 공공성의 문제-마을 민속아카이브 구축과 관련해서」, 『민속연구』 제17집, 2008.02., 7~31쪽.

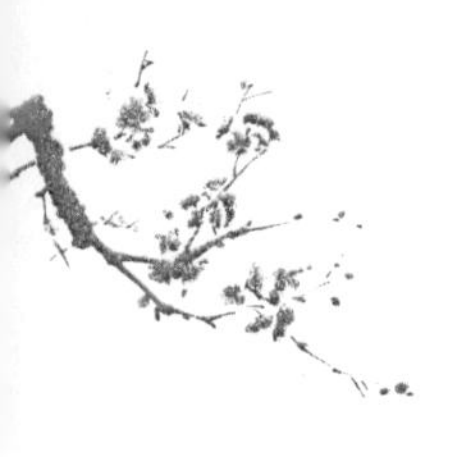

3

전통지식으로서 민간요법의 재발견

민간요법은 마을이라든지 지역의 의식주 및 신앙생활을 비롯하여 자연과 생업, 의료 환경의 변화와 밀접하게 관련되기에 그 유기적 관련성을 포착하는 혜안도 필요하다. 민간요법은 대개 여러 세대에 걸쳐서 구비 전승되거나 직간접적 경험을 통해 체득되는 경우가 많으며, 무형의 지식 뿐 아니라 생물자원에 대한 인지 체계와 지식을 포함하고 있다. 특히 도서연안의 민간요법은 단순히 국내 도서민의 자가치료법에 국한되지 않고, 다도해 연안의 해양문화교류와도 연계된다. 관점을 넓히면 동아시아 민간요법에 대한 탐구로 확장될 여지가 있다. 예컨대 신안선에서 발굴된 해저유물 중에 각종 약재들은 그 가능성을 담보해주는 씨앗이기도 하다.

유인도와 무인도를 포함한 전남 다도해 일대의 자생 식물과 해양생물 자원에 대한 전통지식이자 민속지식으로서[77] 민간요법은 도서민들

77) 주강현, 「언어생태전략과 민속지식의 문화다양성」, 『역사민속학』32, 한국역사민속학회, 2010, 7~36쪽.

의 사회적 자산이자 지적재산이기도 하다. 실제로 2003년에 체결하여 2006년 발효된 유네스코 무형유산 보호협약에서는 무형문화유산을 '공동체, 집단, 개인들이 그들의 문화유산의 일부분으로 인식하는 실행, 표출, 표현, 지식, 기술뿐 아니라 이와 관련된 전달도구, 사물, 유물 및 문화 공간을 모두 포함'시켰다.[78] 국내에서는 이에 따라 '중요무형문화재 지정기준으로 범위 설정을 대신'하던 것에서 '전통적 공연·예술, 공예, 미술 등에 관한 전통기술, 한의약, 농경·어로 등에 관한 전통지식, 무형문화재의 전달체로서의 언어를 포함한 구전 전통 및 표현, 의식주 등 전통적 생활관습, 민간신앙 등 사회적 의식(儀式), 전통적 놀이·축제 및 기예·무예'로 범위가 확장되었다. 이런 무형문화재 보전 및 진흥에 관한 법률상의 변화의 대상으로 무형의 전통지식이 포함된 것은 국제사회의 동향에 힘입은 것이다.

나고야 의정서의 전문의 부속서 24항에서는 유전자원과 관련된 전통지식을 '토착, 지역 사회에서 생물 다양성의 보전 및 지속 가능한 이용에 적합한 풍부한 문화적 유산이 반영된 구전, 문헌, 그리고 다른 형태의 지식들'로 정의하고 있다.[79] 1994년 10월 CBD에 가입한 한국은

78) '국가적 차원에서의 무형유산 보호와 지속가능한 발전'은 유네스코 홈페이지 제10차 정부간위원회 의제 14.a 문서(http://www.unesco.org/culture/ich/en/10com), 국문 번역본은 유네스코아태무형유산센터 홈페이지(http://www.ichcap.org/kor/contents) 제10차 정부간위원회 참가보고서 참조.

79) 김억수·이재영, 「지역 환경교육 프로그램 토대로서의 생물문화다양성과 전통생태지식」, 『환경교육』 29(1), 한국환경교육학회, 2016.

나고야의정서 시행 이후 2012년 2월 1일 「생물다양성 보전 및 이용에 관한 법률」을 제정하여 시행하고 있다. 동 법률은 생물다양성, 유전자원, 지속 가능한 이용 및 전통지식의 정의를 규정하고, 국가생물종의 다양성 조사 및 목록의 구축과 함께 국외반출에 대하여 규정하고 있다. 생물자원의 연구·개발의 성과 및 그 상업적 이용 등으로 발생하는 이익은 생물자원의 제공자와 이용자 간에 공정하고 공평하게 공유되어야 한다고 규정하고 있다. 또한 정부는 생물자원에서 발생하는 이익의 공정하고 공평한 공유를 보장하기 위하여 생물자원 제공자와 이용자가 서로 계약을 체결할 때 협의하여야 할 필수적인 계약 사항 및 이를 반영한 표준계약서 제공 등을 시행하고 있다. 정부 차원에서 나고야의정서와 유사한 수준의 원론적인 형태로 법률도 제정한 바 있다.[80)]

그런데 이 나고야의정서는 유전자원 이용국에서 타국의 유전자원을 이용할 경우 사전통보승인(Prior and Informed consent, PIC)을 발급받아 유전자원에 접근하여야 하며, 이후 이 유전자원을 통해 이익이 발생할 것으로 예상되면, 상호합의조건(Mutually Agreed Terms, MAT)을 체결하도록 되어 있다(Korea Biosafety Clearing

80) 조재신·김병남, 「전통지식 유전자원에 대한 국제적 논의 동향 및 저작권과 특허권에 의한 보호 전략」, 『법학논총』 35, 전남대 법학연구소, 2015.

House 2012).[81] 이에 대한 대응책으로 한국에서도 생물유전자원 조사와 체계화, 문화자원의 발굴, 인간과 생물과 문화의 상호 작용과 의미망을 읽어내는 작업도 요구된다. 민간요법에 천착하는 것은 바로 이 때문이다. 예컨대 다도해 지역의 민간요법은 강과 연안, 도서환경을 포함한 해양지역의 자연환경 및 인문환경과 상호관계 속에서 전승되어 왔다. 섬에서 자생하는 동식물과 이를 활용한 약재, 약물 제조법과 질병 치료법 등은 생물유전자원과 지역문화를 토대로 생성된 지식재산이다. 민간요법과 관련된 전통지식은 전통적으로 공동체에서 통용되던 공유자원[82]이라고 할 수 있다.

전남 도서해안에서 식재나 약재로 활용되던 전통적 자원을 목록화하고, 이를 보호하고 보전할 수 있는 지식재산권을 확보하며, 나아가 나고야의정서에 대한 국가 차원의 대비책을 마련하는 데 활용될 수 있다. 근래 '한국 전통지식 포털사이트'[83]와 같은 문화콘텐츠들이 속속 등장하는 것은 재화에 상응하는 가치를 지닌 전통지식의 사회적, 경제적인 효용성 극대화를 꾀하는 까닭이다. 나고야의정서가 발효되어 약용 식물 등 천연물에 대한 자원보유국의 권리가 강화됨에 따라, 이에 대한 대비책을 마

81) 백진욱·이강현, 「해양 관련 생물다양성 협약 의제 소개」, 『Korean journal of environmental biology』 32(4), 국립해양생물자원관·㈜마리액트·생물다양성연구소, 2014.
「생물다양성 보전 및 이용에 관한 법률」 제2조 제4호.

82) 이는 세계지식재산권기구(WIPO)에서 상정한 전통지식의 공유 모델이라고 볼 수 있다. 전통지식의 보호 모델로서 세계지식재산권기구(WIPO) 보고서에 따르면 공유(Public Domain) 모델, 상용화(commercial use) 모델, 신탁(trust) 모델, 소유권(ownership) 모델 등이 제시되고 있다. 공유(Public Domain) 모델로 구분할 수 있다. 여기에서 공유 모델은 전통지식이 누구의 소유도 아니며, 누구나 자유스럽게 이용할 수 있는 모델이다. 이는 전통지식에 대한 기존의 사회문화적 관습 등에 의한 보호는 그대로 존재하면서, 지식재산권 보호를 받을 수도 있다(조재신·김병남, 앞의 논문, 2015).

83) 한국 전통지식 포털(http://www.koreantk.com).

련하는 차원에서도 민간요법의 발굴과 약재의 자원화와 천연자원 안보에 힘을 기울여야 한다. 여기에 도서연안 농어민들의 종자권 보호와 민간약재의 생산 및 채취권에 대한 규약을 강화하고 더불어 민간요법의 보유자에게도 나름의 권리와 혜택을 부여하여 지식재산권을 보장하려는 노력과 대안 마련도 시급하다.

최근 들어 민간요법에 실제적인 효능이 증명됨에 따라 사회적인 인지도가 확장되고 있다. 희귀질병과 암, 성인병 등 만성질환에 대한 현대의학의 한계성이 대두되면서 그에 대한 대안으로 민간요법이 대체의학으로 주목받고 있다. 단순히 치료목적뿐만 아니라 질병예방과 건강증진을 위한 민간요법의 효능을 과학적으로 입증하려는 움직임이 일고 있다. 더불어 의료시장 개방에 따라 민간요법은 새로운 부가가치를 창출할 수 있는 의료산업으로 부각되고 있다.

그럼에도 아직까지 민간요법에 대한 정부의 정책적 지원은 미비하다. 민간요법에 대한 객관적인 정보를 제공해 주는 공식 기구가 없고, 인터넷 웹사이트나 잡지 등에 언급된 약효의 과장으로 인하여, 각종 식품이 건강 증진과 만병통치를 가장한 약물로 과대 포장되기도 하며, 약재의 오남용으로 인한 부작용에 환자들이 무방비로 노출되는 문제도 발생하고 있다. 이를 방지하고 대안을 모색하기 위하여, 구전 및 행위로 세간에 전승되어온 민간요법에 대해 과학적으로 검증된 임상효과의 실용적 확산을 꾀하고, 예방의학적 차원에서 서민들의 건강유지와 생활개선에 기여하는 방향으로 나아갈 필요가 있다. 민간요법에 대한 학문적 검토 및 연구를 통해, 의료행위 기준을 마련하고, 세계 표준 선도 및 선점을 위한 범부처 차원의 표준화 대응 협의체를 마련하며, 전담기구를 설립하여 지원할 필요가 있다.

제5장

주술치료와 치병의례의 가치와 의미

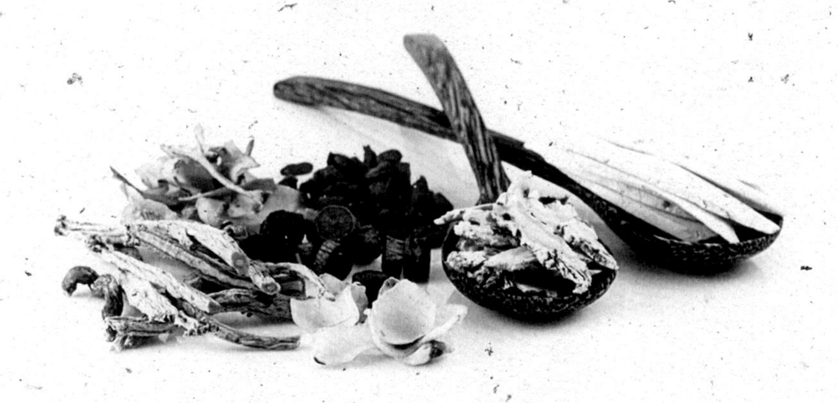

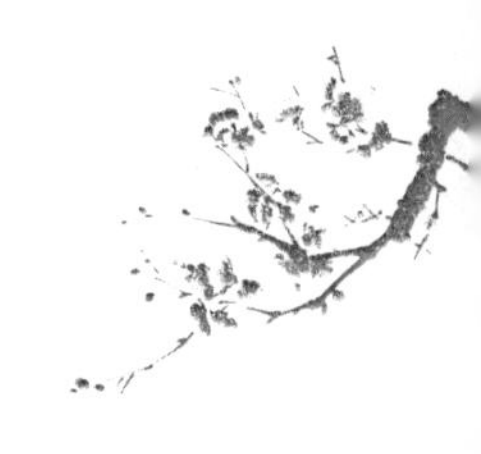

운기(運氣)와 신앙(信仰)에 근거한 주술치료

민간요법은 전승의 특이성으로 인해 약물과 비약물, 주술적 치료가 뚜렷이 구분되지 않고 복합적으로 구전되기도 한다. 세간의 풍속이자 주술이 복합적으로 적용된 치료법의 사례를 도표로 제시하면 다음과 같다.

종류 / 명칭	효능(부위나 조리 상태) 복용법
남아 성기	눈 다래끼가 나면 어린 남자아이의 성기 끝부분을 환부에 문지른다.
초가지붕 지푸라기	처녀, 총각 등 젊은 사람들이 갑자기 배가 아플 때는 물 한 바가지를 떠 초가지붕의 지푸라기를 당겨서 부은 후 흘러내려온 물을 받는데 모두 세 번에 걸쳐 한다. 받은 물은 한 모금씩 세 번 나눠 마신다.
이슬	단오 아침에 상추 잎사귀에 맺힌 이슬로 세수를 한다.
물, 미역	아이가 이유 없이 갑자기 열이 나고 아프면 방 안 윗목에 짚을 깔고 물 한 그릇과 쌀 한 그릇, 미역 한 가닥을 놓고 조왕상을 차려 빈다.

쌀	이유 없이 아플 때 무당을 불러 밥그릇에 쌀을 가득 담고 뚜껑을 덮어 싸맨 후 긴 장대에 묶어 물에 던지면 넋이 타고 올라오는데, 그 장대를 들고 정해진 방향 없이 무작정 뛴다. 뛰다 보면 멈춰지는 곳이 있는데 그곳에 밥그릇을 묻는다.
태반(탯줄)	폐병을 앓아 피를 토할 때는 단지에 묻어 놓은 아기 태반과 탯줄을 먹으면 살아난다.
머리빗	눈 다래끼가 났을 때 왕골자리 위에 나무로 만든 머리빗을 문지르고 난 뒤 바로 환부에 갖다 댄다.
밴댕이	눈에 삼이 잡히면 밴댕이 눈에 가시를 찔러 넣은 다음 그 가시를 벽 위에 올려두면 낫는다.

주술적 관념이 복합된 민간의 풍속과 요법 사례

눈 다래끼는 속눈썹의 뿌리 부분에 있는 기름샘에 염증이 생기면서 고름이 발생하는 병으로, 이를 치료하는 방법을 '삼눈잡기'라고 부르며 '삼잡기', '삼째미'라고도 한다. 눈동자에 생긴 좁쌀 만한 점이 삼이다. 눈망울에 삼이 생겨 몹시 쑤시고 눈알이 붉어지면 삼눈잡기를 행하는 것은[84] 내륙에서도 전승되었다. 암모니아로 눈 다래끼를 치료하기 위한 약물적 요법 외에 반드시 여자나 장성한 남자가 아닌 어린 남자아이여야만 하는 조건은 남아를 신성시하고 귀히 여긴 심성에서 비롯된 것이다. 아기의 태반

84) 국립민속박물관, 『한국민속신앙사전: 가정신앙 편』, 2011.

과 탯줄 또한 비슷한 이유에서 약효를 인정받는다.

이유 없이 아플 때 조왕상을 치려 치성을 올리는 거나 넋을 건져내는 행위들은 민간에 뿌리내린 신앙의 영향이다. 이밖에도 약효가 검증된 나뭇가지나 풀 중에서도 해가 떠오르는 방향인 동쪽으로 돋아난 것을 효능이 좋다고 믿는 경향도 있다. 예컨대 동쪽으로 돋은 가시나무가 다래끼를 긁어내는 데 효과가 좋다고 여기는 사례들이 여기에 해당한다.

민간요법에 있어 이런 인식의 근간에는 약용생물에 대한 전통지식 외에 초자연적인 존재와 아직까지 과학적으로는 증명되지 않은 정체불명의 힘에 기대는 주술적 관념이 자리 잡고 있다. 인간의 힘으로 어찌할 수 없는 질병의 침입에 대한 비책으로 민간에 전승되어온 치료법 중 하나는 주술(呪術)에 의존하는 것이다. 이는 대개 과학적으로 입증되지 않는 위험하고 미신적인 것으로 치부되곤 한다. 주술을 통해 초자연적인 존재를 조작하여 적극적으로 힘을 가하여 인간이 원하는 방향으로 이끌어가는 독특한 문화적 행위이다.[85] 병귀의 침입이나 재앙을 물리치기 위해 주문을 외우거나 부적을 사용했다.

85) 권용란, 「주술 개념 형성에 관한 연구-근대 이후 서구를 중심으로」, 『역사민속학』 13권, 한국역사민속학회, 2001, 71~91쪽.

최덕원에 따르면 전남 지역에서 원일(元日) 소발(燒髮)하여 한 해 동아 머리를 빗을 때 빠진 머리카락을 모은 뒤 이듬해 설날 밤에 문 밖에서 불에 사르면 역병을 물리치고, 소의 머리뼈를 문 앞에 놓아두면 악한 역귀(疫鬼)가 침입하지 못한다고 믿었다. 또 중병에 걸리면 모래와 돌과 엽전을 망태에 넣고 노두를 놓아, 돌이 아닌 망태 노두를 건너면서 안에 있는 돈을 빼내서 가지고 가면 병이 낫는다고 여기기도 했다.[86] 특히 노두에 대한 주술적 믿음은 다분히 도서민의 생활문화에서 배태된 것이라 할 수 있다.

현실세계에서 인간이 처한 고통에 즉각적인 해결을 가져오도록 병을 치료하는 과정은 질병의 원인을 파악하는 과정부터 시작된다. 이때 환자 또는 망자의 체질이나 외양을 비롯해 사주팔자, 방위와 풍수, 음양오행 등은 병을 진단하는 준거가 된다. 이를 운기(運氣)[87]를 통한 진단 과정으로 아우를 수 있다. 운기는 천운(天運)과 지기(地氣), 즉 태양의 조화로 땅이 움직이는 삼양삼음(三陽三陰)의 힘이자, 우주의 기운이다. 토(土)·금(金)·수(水)·목(木)·화(火)의 오행은 이 힘의 형용이다. 여기에서 삼(三)[88]이란 것은 친인지(天人地) 삼태극(三太極)과 같은 이념이다.

86) 최덕원, 『남도의 민속문화』, 밀알, 1994, 234~235쪽.

87) 한의학에서 쓰이는 운기의 개념은 노자의 철학적 개념과 상통한다. 노자는 '우주의 근원인 도에서 일원의 기가 생기고 일원의 기에서 양음 이기(陽陰 二氣)가 생기고 음양에서 화기가 생기어 이 삼기(三氣)의 화합운동으로 말미암아 만물이 생성된다고 했다(최성직, 『오운육기 처방학』, 동양서적, 1997, 5쪽).

88) 노불, 『운기연역방약편(運氣演繹方藥編)』, 계축문화사, 1995, 13쪽.

운기학에서는 기후에 따라 인체의 오장육부(五臟六腑)가 출생시(出生時)에 강약, 허실 등이 결정되고 이것이 해마다 회귀되는 오운육기(五運六氣)에 상생(相生)·상극(相剋)으로 반영되어 만병이 발생된다고 본다. 운기의 시초는 매년 대한일(大寒日)부터 기산하며 춘분(春分) 전(前)까지를 초운(初運)이라하고, 춘분에서 칠십삼일인 소만(小滿)까지를 이운(二運), 이런 순서로 돌아가면 그해의 마지막 운(運)인 오운(五運), 기(氣)는 육기(六氣)가 된다.[89] 병든 날과 낫는 날, 죽는 날도 운기와 오장육부의 관계에 따라 예견한다는 특징이 있다.

그런가 하면 신안 장산도에는 세습무계 당골이 육십갑자(六十甲子)의 변화와 운기(運氣)를 짚어보아 질병을 예방하거나 죽음을 예측했던 사례들이 굿문서의 기록으로 남아있다. 신안 지역 당골 이귀인은 이원택의 후손으로 각종 굿문서를 직접 필사하고 보존해왔다. 그 기록 중에서 치병과 관련된 기록도 발견되었다. 본고에서 제시하는 자료에는 <동토경>과 더불어 춘하추동 계절별로 병을 얻거나 죽음에 이르는 사주를 풀이하고, 질병과 생사에 대한 예측이 기록되어 있다.

89) 노불, 앞의 책, 9쪽 참고. 저자에 따르면, 오행의 운행은 목의 상생 차례대로 질서를 어기지 않고 한 해 동안 운은 오(五) 회, 기(氣)는 육(六) 회로 회귀 연연(年年) 반복하는데 일운(一運)이 하늘땅을 오르내리는 기간은 칠십삼(七十三) 일 일(一) 시간 십오(十五) 분이 걸리고, 일기(一氣)는 육십(六十) 일 이십삼(二十三) 시간이 걸린다.

병들어서 죽는 걸 아는 법			
춘	하	추	동
미술축생은 묘일 득병하면 죽는다.	자오묘생은 오일 득병하면 죽는다.	인유해생은 신일 득병하면 죽는다.	신진사생은 해일 득병하면 죽는다.

신안 장산도 세습무 이귀인의 병사(病死) 예측법

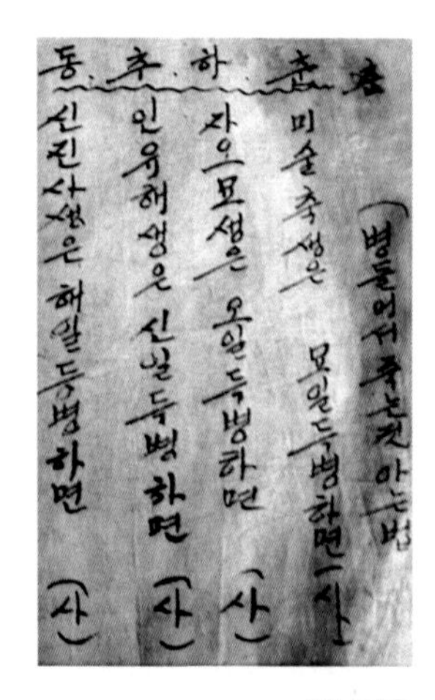

병사예측

표의 내용은 계절과 절기, 십이지지에 따른 병사의 예측은 자연과 우주에 대한 관념에 의거한 것이다. 이런 진단과 생사 예측은 한의학적 관념과도 무관하지 않다. 인체가 자연과 밀접한 관련이 있는 천지인상응(天地人相應)의 관념이 자리 잡고 있는 것이다.[90] 예컨대 『운기연론(運氣衍論)』[91]에서는 인간의 오장육부(五臟六腑)의 생리활동은 오행(五行)의 기(氣)를 따르며, 여기에서 오운(五運)은 토(土)·금(金)·수(水)·목(木)·화(火)와 연관된다.[92] 오행의 기운이 하늘과 땅 사이를 운행하는 변화를 일컫는 것이다. 육기(六氣)는 바람, 더위, 불, 습, 건조, 추위 등 여섯 가지 기후

90) 노불, 앞의 책, 9쪽 참고.

91) 『운기연론(運氣衍論)』은 초창(草窓) 윤동리(尹東里, 1705~1784)가 저술한 것으로, 필자가 청산도에서 수집한 이 『운기연론(運氣衍論)』은 『초장결(草窓訣)』의 이본으로 추정된다.

92) 차용철·최상기·정하연 공저, 『오운륙기 통변처방』, 보문각, 2018.

변화를 가리킨다. 이는 봄, 여름, 가을, 겨울의 계절(四季節)마다 24절기를 주관하는 주기(主氣) 변화에 상응한다. 운기학설은 명리학과 마찬가지로 음양(陰陽), 오행(五行), 천간(天干), 지지(地支), 육십갑자(六十甲子) 등을 활용하여 자연의 질서와 그에 상응하는 인사 관계를 해석한다는 공통점이 있다.[93] 음양(陰陽)의 운동에 기인(起因)한 기(氣)와 음양(陰陽)의 조화, 십이지지(十二地支)[94][자(子)·축(丑)·인(寅)·묘(卯)·진(辰)·사(巳)·오(午)·미(未)·신(申)·유(酉)·술(戌)·해(亥)]와 연관된다.

> 태극의 생성과 같은 질서와 절차로 인간이 생겨나니, 머리가 둥근 것은 태양의 상징이요, 발이 넓은 것은 땅의 상징이다. 두 눈은 일(日)과 월(月), 골격은 금석(金石), 혈맥은 강하(江河), 털과 머리카락은 초목(草木), 피육(皮肉)은 진토(塵土), 그리고 내장을 수, 화, 목, 금, 토로 분별하면 천한(天寒)은 재지수(在地水)요, 재인(在人)에 신(腎)이 되고, 천열(天熱)은 재지화(在地火)요, 재인(在人)에 심(心)이 되고, 천습(天濕)은 재지토(在地土)이요, 재인(在人)에는 비(脾)가 되고, 천조(天燥)는 재지금(在地金)이요, 재인(在人)에는 폐(肺)가 되고, 천풍(天風)은 재지목(在地木)이요, 재인(在人)에는 간(肝)이 된다.[95]

93) 김봉만·김만태, 「『황제내경(黃帝內經)』 오운육기(五運六氣) 학설과 명리학(命理學)의 상응·대비 관계 고찰」, 『인문사회21』 10권(4), 사단법인 아시아문화학술원, 2019.
논자에 따르면 명리학은 오행의 "생극제화(生剋制化)를 모두 사용해서 십성(十聖)을 도출하여 명(命)을 추리하는데 활용하는 반면, 운기학설은 생극제화에서 화인 합화, 중화를 위주로 활용하여 기후 변화가 인체에 미치는 영향을 예측하는 것이다.

94) 지지(地支)는 지구를 뜻하며 지구는 태양과의 관계에 있어서 움직이다. 이러한 관계는 우주와 태양과 지구를 구심점으로 표시함에서 있어서 이루어졌다. 천간은 천계로 나타내고 지지는 지상의 변화를 열두 동물로 나타내고 표현하여 인간의 삶에 정신적인 특성을 비유하여 나타내었는데 이것을 십이지지라 일컫는다(노영준, 『역학사전』, 백산출판사, 2007).

95) 노블, 앞의 책, 16쪽.

운기학에서 인간의 질병은 기후의 변화에 따라 발생하는 것이며 오장육부 중에서 어떤 장부가 어떤 운기의 철이 만나면 병이 발생할 수 있는지를 짚어낸다. 일단 발생한 병도 그 장부에 적합한 운기를 만나면 약을 쓰지 않고도 자연히 치유될 수 있다고 여긴다. 장부의 형성 상태와 기능을 알고 연연세세 변화해 가는 기후의 추세를 예견하여서 그 기후를 이용하거나 회피함으로써 즉 식이, 운동, 수면, 취미, 오락 등 운기에 순행할 때 질병을 면할 수 있다고 본다.[96] 이와 관련하여 병증과 치료, 운기의 연관성은 의서(醫書)인 『황제내경(黃帝內經)』에 기록되어 있으며,[97] 정조 22년(1798) 정약용이 쓴 홍역과 천연두에 관한 『전서(全書)』의 내용에서도 살펴볼 수 있다.

96) 노불, 앞의 책, 18쪽.

97) 왕신화, 『중증의약학 고급총서 중의기초이론』, 인민위생출판사, 2011, 128쪽.

> 홍역의 병의 원인은 오운육기(五運六氣)가 오히려 말을 이기리요, 해와 달과 별이 번갈아 옮기는 바와 바람, 추위, 더위, 습기가 서로 타는 바와 오운을 만나서 그 육기에 감촉된 경우는 반듯 그렇게 되는 이치인 것이다. 그러므로 모든 전염병의 홍역 등과 모든 돌림병은 모두 오운육기에 매여 일어나는 것인데 진실로 천체의 운행을 관측함에 정묘하고 기후에 밝으면 그 병을 치료

함에 있어 반드시 손바닥을 가리킴 같다.[98]

98) 정약용 지음, 김남일·안상우·정해렴 역주, 『마과회통』, 현대실학사, 2009, 346~347쪽.

이귀인이 기록한 <병정로>에는 득병일에 따른 증상이 서술되어 있다. <병정로>의 내용을 살펴보면, 우주와 자연의 질서를 어지럽힌 결과 병마에 휩싸이게 된다고 믿는 당대 도서민의 질병관을 이해할 수 있다. 질병을 치료하는 비방도 도서민의 생활이라든지 신앙과 밀착되어 있음이 확인된다.[99]

주술치료의 과정에서 활용되는 비방(祕方)은 생활 주변에서 쉽게 구할 수 있는 재료를 활용하며, 그 내용은 금기와 예방법을 포함한다. 치병(治病)은 질병의 원인을 진단하는 과정부터 시작된다. 병을 얻게 되는 일시에 따라 증상과 치료 및 완화 방법을 기록한 내용도 있다. 치병의례는 대체로 간단한 비손 형식으로 이루어지며, 대개는 성주조왕에게 지성으로 빌고, 『황천회원경』이라는 경문을 착실히 읊으며, 부정을 가셔내고 환자의 의복을 거리로 가져가 귀신을 퇴송하는 방식으로 이루어진다. 제시한 표의 내용은 전남 도서해안 지역에서 전승된 치병의례가 가정신앙과 무속신앙의 상관관계 속에서 이루어졌음을 알게 해주는 단서이다.

99) 원보영에 따르면 경기도 의왕시의 박창서가 소장한 주술요법서 『각병제방』이나 『병견록』의 내용도 이와 유사하다. 『병견록』은 자일, 해일의 병증과 귀의 이름이 한글로 쓰여 있다고 한다(원보영, 『민간의 질병인식과 치료행위에 관한 의료민속학적 연구』, 민속원, 2010, 136~137쪽 참고).

셩주조상에 찰살이 기도할이아 영정부정 자ㅅ
고 난병이라 나방수 걸어다가
이 불안하고. 술해 방에서 청춘 너기가 형몽하
③인일 등병은 주동하고 나가서 얻은 병이라. 오장
살어 기도할아
어다가 영정부정 가사내고 셩주조상과 조왕에 찰
동하야 난병인이 병세대급하도다 동방수 걸
동서방에 사육을 먹었음에 셩주조상과 조왕이
④축일 등병은 남여가 주통하고 시시로 변색한에
이 발동하야 셩주조상을 지성으로 달에 면대간함
큰롭 맞인 나무나 후 큰배암이 출입하야 자신
갓음이 답수하고 한뱔 진되 항어 셩주 조상에
⑤장일 등병은 출행도중에 주육 두서지 져다
(병정로)

〈병정로〉 1

살이 발고 병인의 의복을 거리에 퇴송할니
쉬고 사지가 불안하여 석목지달이라 조상에 차
◎ 오일 두병은 남자면 중통하고 여자는 경하여 목기
이라 황천 외원경을 극진하면 대길할이다
음식이 지달이라 객기가 땀아들어 일은 강양
◎ 사일 두병은 배와머리를 알고 사지가 불안하야
이자서 퇴송하면 대길
청판이라 조왕에 착실이 빌고 병인의 의복으로 길
진퇴할어로다 용왕간 귀신이 청귀하야 일음
◎ 진일 두병은 남자면 주통하고 여자는 경하여 열복
하,
주 조상에 친노하여 황천 외원경을 착실이 읽
진퇴하고 부모 혼신이 현동하고 노중객이 가성
◎ 묘일 두병은 갓음과 배를 알고 사지가 불안하야

〈병정로〉 2

	질환과 병인	치병
장일	출행 도중에 주육 두식 거좌라 가슴이 답답하고 한열 진퇴하니 성주 조왕에 큰 톱 맞은 나무나 혹 큰 뱀이 출입하여 자신이 발동하여	성주조왕을 지성으로 달래면 대길하다
축일	남녀가 주통하고 시시로 변색하여 동서방에 사육을 먹었으니 성주조상과 조왕이 동하야 난 병이니 병세가 급하도다	동방수 길어다가 영정부정 가셔내고 성주조상과 조왕에 착실히 기도하라
인일	주통하고 나가서 얻은 병이라. 오장이 불안하고 술태방에서 청춘녀기가 현몽하□	성주 조상에 착실히 기도하라
모일	가슴과 배를 앓고 사지가 불안하여 진퇴하고 부모 혼신이 현몽하고 노중객이 가성주 조상에 친노한이	황천회원경을 착실히 읽으라
진일	남자면 주통하고 여자는 경한이 일어 진퇴할이로다 용왕 간 귀신이 청귀하여 일음 청관이라	조왕에 착실히 빌고 병인의 의복으로 걸이가서 퇴송하면 대길하다
사일	배와 머리를 알고 사지가 불안하야 음식이 지달이라 객기가 딸아들어 일음은 강양이라	황천회원경을 극진하면 대길하다
오일	남자면 중통하고 여자는 경한이 목기 쉬고 사지가 불안하이 석목지달이라	조상에 착실히 빌고 병인의 의복을 거리에 퇴송하라

득병일에 따른 주술 치료 방법

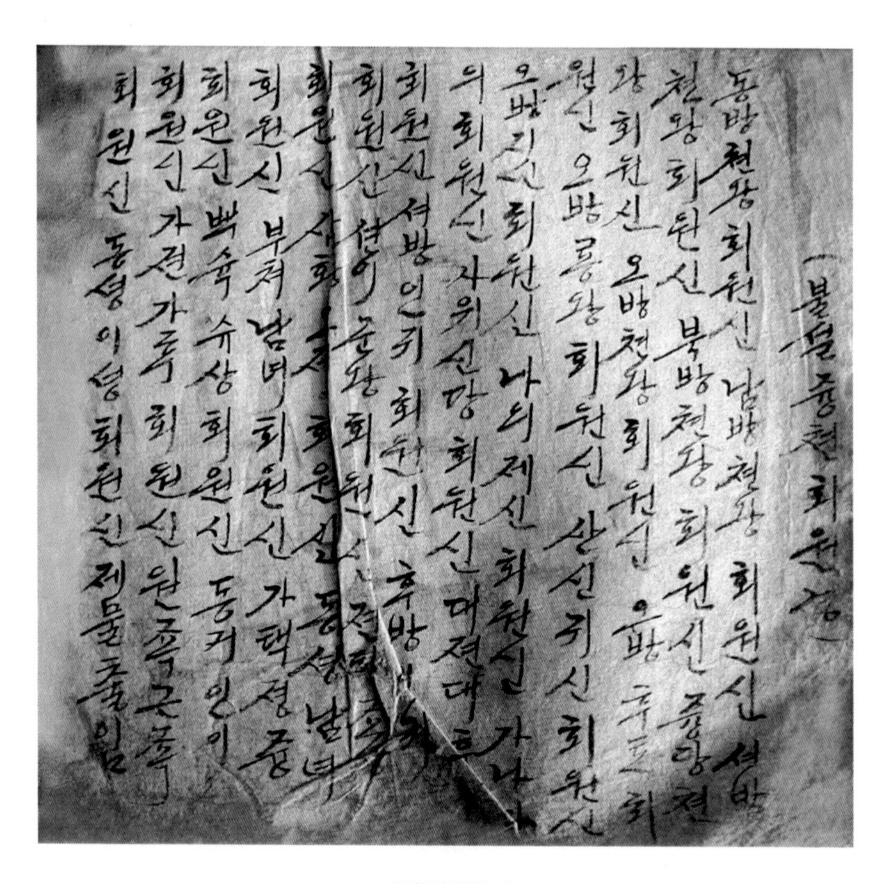
(불셜즁쳔회원경)
동방쳔왕회원신 남방쳔왕회원신 셔방
쳔왕회원신 북방쳔왕회원신 즁앙쳔
왕회원신 오방쳔왕회원신

불설즁천회원경

신안 지역에서 집안 대대로 당골네로 활동하던 이귀인은 <동토경>을 기록한 굿문서를 보유하고 있으며, 실제로 동토를 잡아서 환자를 치료한 경험도 있다. 동토(動土)는 신체(神體)를 상징하는 물체나 귀신이 들린 물건, 신이 관장하는 자연물과 인공물을 함부로 훼손 또는 침범하거나 적절한 절차에 따라서 다루지 않았을 때 일어난다.[100] 대개 흙이나 나무 등을 잘못 다루었을 때 지신(地神)이나 목신(木神) 등의 노여움을 사서 발병한다.[101]

100) 허용호, 「동토잡이 의례의 한 양상-구리시 동창마을 '도두마리경 읽기'를 중심으로」, 『민족문화연구』 제37호, 2002, 281쪽.

101) 김효경, 「동토와 동토잡기」, 『민간신앙』, 민속원, 2011, 349~369쪽.

〈동토경〉

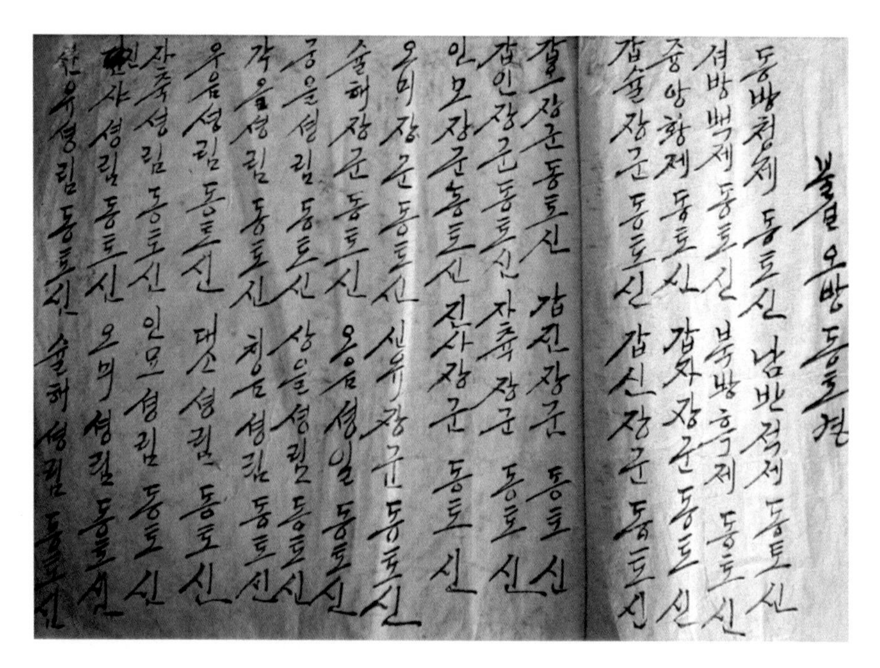

불셥 오방 동토견

동방청졔 동토신 남반젹제 동토신

셔방백제 동토신 북방흑제 동토신

중앙황제 동토신 갑자장군 동토신

갑술장군 동토신 갑신장군 동토신

갑오장군 동토신 갑진장군 동토신

갑인장군 동토신 자축장군 동토신

인묘장군 동토신 진사장군 동토신

오미장군 동토신 신유장군 동토신

술해장군 동토신 오음셩일 동토신

궁음셜림 동토신 상음셩림 동토신

각음셩림 동토신 칭음셩림 동토신

우음셩림 동토신 대소셩림 동토신

자축셩림 동토신 인묘셩림 동토신

진사셩림 동토신 오미셩림 동토신

신유셩림 동토신 술해셩림 동토신

불설오방동토경

동토는 집 안팎에서 탈이 나서 예기치 못하게 발병한다. 집 안에서 장독이나 가구의 위치를 옮겨 방향을 잘못 잡는다든지, 집안의 대주(大主)와 맞지 않는 새 물건을 들여놓는다든지, 집 밖에서 나무를 함부로 베거나, 집을 잘못 수리한 경우에도 탈이 나서 급작스레 발병한다. 나무나 흙, 쇠 등을 건드렸을 때, 초상집에서 물건을 가져오거나 묘를 쓴 후, 색깔 있는 천이나 옷을 집 안에 잘못 들였을 때, 손님이 집 안에 잘못 찾아오거나, 집안 식구가 갑작스레 병이 난다고 믿었다. 살이 있는 방향이나 손 있는 날 실책하거나 신수가 사나울 때도 환자가 발생하여 집안에 우환(憂患)이 든다고 여겼다. 이를 종합하면, 동토는 집 밖에서 물건이나 사람을 따라 들어와 가족에게 질병을 일으키는 객귀(客鬼)이자 잡귀(雜鬼)를 통칭하는 개념으로 볼 수 있다.

동토가 들면 그 원인을 진단하고, 경문을 외우거나 비손을 하고 비방으로 치료하는데 이를 '동토잡이'라고 일컫는다. 주로 강렬한 맛이나 냄새, 연기 등으로 인체에 자극을 주어도 반응이 없으면, 동토가 들었다고 판단하여, 매운 고춧가루나 짠 소금, 붉은 팥, 복숭아나무 등을 활용해 동토를 잡는다.

그 밖에 병귀의 침입이나 재앙을 물리치기 위해 주문을 외우거나 임금 왕(王) 자가 적힌 부적을 사용하기도 했다. 이귀인은 부적을 그리고 쓰는 것을 형 이하영에게 배웠다고 한다.[102)]

이귀인이 그린 백병치료부는 도교 경전의 하나인『옥추경』에 있는 것인데, 능히 백병을 다스린다 하여 이를 보관하고, 경문을 읽으면 백병이 물러간다고 한다. 백사동토부는 동토를 막기 위한 부적으로 집 사방에 붙여 재앙을 막는다. 최덕원이 기록한 백사동토부는 이귀인의 자

102) 김진오, 앞의 책, 226쪽. 이외 부적 그림은 김진오의 책에 수록된 그림을 실으나, 수집한 부적 사진으로 대체할 예정이다.

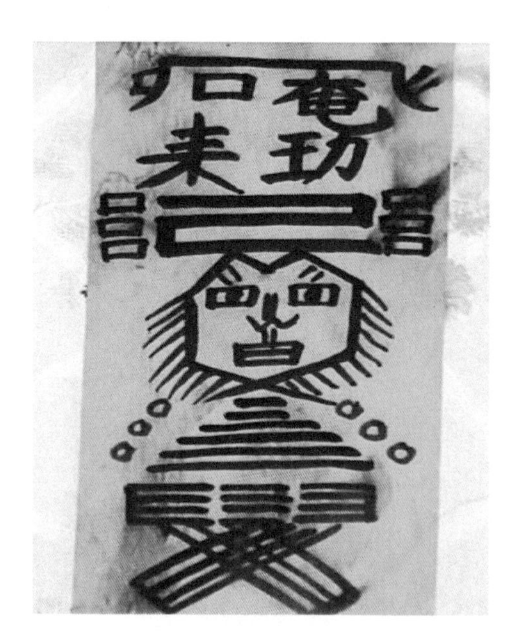

백사동토부

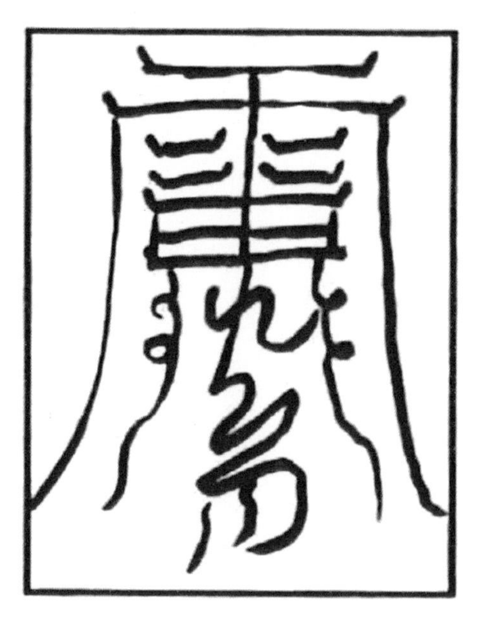

백병치료부

택에 붙여져 있던 것으로 백병치료부와 마찬가지로 질병의 퇴치를 목적으로 하는 부적이다.[103)]

103) 백병치료부 사진은 (최덕원, 『남도의 민속문화』, 밀알, 1994)에서 인용.

무당은 민간의 치료사로서 치병을 위한 굿이나 비손, 액막이나 경문외기, 넋건지기를 행하는 존재이다. 이때 질병을 비정상적인 죽음으로 인해 원혼이 된 귀신의 해코지로 보고, 잘 대접하여 원한을 풀게 만드는 과정이 치병의 핵심이다. 일례로 장산도에서는 일곱이레가 지나지 않은 갓난아기가 있는 집에 개고기를 먹은 사람이나 초상집에 다녀온 사람이 방문하면 아기가 부정을 탄다고 한다. 이때 아기가 울거나 열이 나고 원인 모르게 아프고 산모의 젖이 잘 나오지 않으면 지앙맞이를 행했다. 옴박지에 물을 담아 박 바자기를 엎어 놓고 물방구를 치면서 지앙님네를 섬기고 지손의 근심을 없애달라는 사설을 읊는다.[104)]

104) 김진오, 앞의 책, 216쪽 참고.

이런 주술치료는 도서지역 민간신앙의 기반위에 비롯된 치료행위이자 치병생활의 일환이었다. 질병의 치료에 있어서 인간의 행위와 인간을 둘러싼 문화적 환경과 초월적 존재에 대한 관념은 무당이 병의 원인을 짚어내는 방식에서도 드러난다.

특히 굿문서의 기록을 통해 세습무와 동고동

락했던 도서민들의 득병과 치병에 대한 인식이라든지 치병 생활의 면모를 가늠할 수 있다. 이외에도 그가 필사해놓은 굿문서에는 점괘에 따라 '안손중괴'가 나오면 눈병으로 고생을 하지 않으면 봉사가 되거나 몸에 큰 흉을 입을 수라거나, '귀년폐괴'가 나오고 이방으로 이사하면 삼 년 안에 병신이 되거나 곧 죽음을 면치 못하리라는 식으로 병증이나 생사에 대한 내용들이 적혀 있다.

또한 그의 굿문서에는 괘에 따른 병증과 치병의례의 방법이 기록되어 있다. 검무괘가 나오면 성주조상의 부정으로 얻은 병으로 '동북' 방향으로 가서 빌고, 달음지괘는 '서방'으로 출입한 죄로 성주조왕을 위해야 나으며, 범무괘에도 회혼경을 읽으며, 비둘기괘는 조문하고 얻은 병이라는 식의 풀이가 되어 있다. 병인은 삼가고 조심해야 할 곳에 출입을 잘못하거나, 잘못된 방향으로 돌아다닐 때, '성주조상'이 발동하여 병이 되니 착실히 빌고 치성을 하거나 경문을 외우면 낫는다는 것이다.

二 안손중괘 눈병으로 고생을 하지 않으면 봉사가 되거나 몸에 큰 숭시을 입을 수라
三 식신상괘 혹은 방조을 부모사가 대길하오나 조년이 지내면 자손으로 조금 심할이라
四 중폐하괘 이러한 방으로 이사를 하면 곧 드무 안에 재물이 스스로 판산한다
五 귀년폐괘 혹은 이방으로 이사하면 삼년 안에 병신이 안되면 곧 죽음을 면치 못할이라
六 합신상괘 재물도 스스로 생기고 자자한 재물로 큰 재물을 일구니 모든 일이 대길할이라

안손중괘와 귀년폐괘

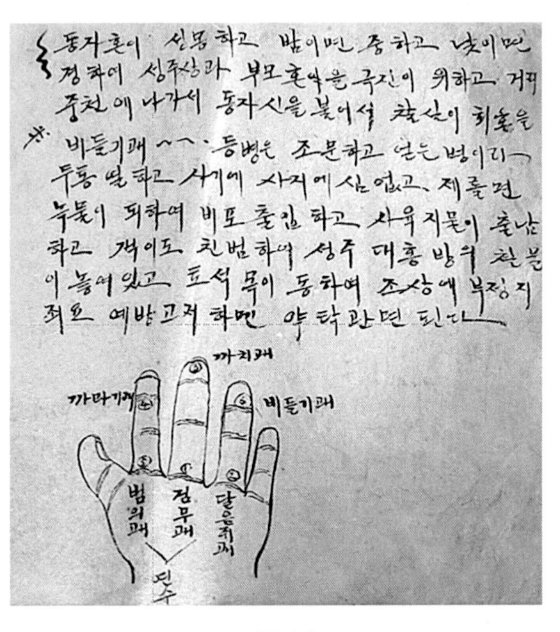
동자혼이 신몽하고 밤이면 중하고 낮이면
경하여 성주상과 부모혼백을 극진이 위하고 거찌
중천에 나가서 동자신을 붙이셔 축산이 회홍을
※ 비둘기괘 ~~ 등병은 조문하고 얻는 병이라
두통 열하고 사기에 사지에 실 없고 제를 면
누룩이 되하여 비포 출입하고 사유지물이 출남
하고 객이도 친범하여 성주 대홍 방의 천분
이 놓여 있고 효석목이 동하여 조상에 부정지
죄요 예방코저 하면 약탁관면 된다

비둘기괘

간켜괘 ~ 등병은 지차과 배도 앓으고 추욱
지달이라 초목이 동하면 무색이 출입 하고, 또
한 동하면 객이와 여혼신이 들어 신이 성주 조
상을 위하고 거리 가서 객이 와 여혼신과 불어
대신 닦음을 착실이 하면 대길이 하리라
※ 까마기괘 ~ 등병은 목결인 할이라 두
달이가 제리고 용남 하고, 또한 애기의 동자
혼신이 따라 들어 침염진 회를 하나 낮에는
경하고 밤이면 중하나니 여동자 기가 성몽하고
부정 진한이 어찌 중하지 않을소냐 곳 예방
방을 하실어라면 병곰 약하을 주신 하면 대길
※ 범무괘 ~ 등병은 자다가 놀에든 병이라
한숙 두통 치면 신몸 [illegible] 한이 사유 지물이 상
점하야 성주 조상이 부정 지달이라 마포 출입
하고 또 추목석이 동이라 지가 부통이라 성주
조상이 발동 하고 부모혼이 신몽 대고 또한

간치괘, 까마귀괘, 범무괘

※ 거무괘 ~ 등병은 출해 병이라 두통하면
앓으고 지양되귀가 생하고 성주조상이 부정지라
각전곡이 왕내 하고 철물이 동남간으로 놓여
있고 무색이 서방으로 있고 중앙의 토석도
달고 산에서 노든나무가 왕내 하고 또한 객
이도 범하야 신이밤이면 중하고 낮이면 경
하고 이것을 방지 하거든 성주김과 조상에
착실이 위하고 그끝에 동북으로 나가서 회원을
착실이 하면 대각이라
※ 달음지괘 ~ 등병은 서방으로 외문죄로
얻은병이라 생비 무색 지죄라 동자 여귀가
성몽하고 또한 목물이 토침척 하야 신이 동
남 간으로 여간 지달이라 토석도 동하야
신이 성조 조상에 착실이 위하고 퇴송 하면
대길 함.

거무괘, 달음지괘

괘	득병과 치병
거무괘	등병은 츨해 병이라. 두통하면 아프고 아프면 지양의귀가 성하고 성주조상이 부정지되라전곡이 왕내하고 철물이 동남간으로 놓여 있고 무색이 선반으로 있고 종왕의 토석도 달고 산에서 노든 나무가 왕내하고 또한 객이도 범하야 신이 밤이며 중하고 낮이면 경하고 이것을 방짓곳 하것든 성주경과 조상에 착실히 위하고 그 끝에 동북으로 나가서 회원을 착실히 하면 대길이라
달음지괘	등병은 서방으로 위문 죄로 얻은 병이라 생비 무색 지죄라. 동자 여귀가 성몽하고 도한 목물이 도침척하야 신이 동남 간으로 인간 지달이라. 토석도 동하야 신이 성죠 조상에 착실히 위하고 퇴송하면 대길함
간치괘	등병은 지침과 베도 앞으고 추육 지달이라 포목이 동하면 무색이 출입하고 또한 동하면 객이와 여혼신이 들어 신이 성주조상을 위하고 거리가서 객이와 여혼신과 불어 대신 막음을 착실히 하면 대길하리라
까마기괘	등병은 목걸이 탈이라 두달이가 제리고 용남하고 또한 애기의 동자 혼신이 딸아 들어 침염진 회를 하나 낮에는 경하고 밤이면 중하난이 여동자기가 성몽하고 부정진한이 어찌 중하지 않을소야 곳 예방방을 하실이라면 병금 약학을 극신하면 대길
범무괘	등병은 자다가 놀에든 병이라 한 속 두통 치면 성몽 한이 사육지물이 상접하야 성주조상이 부정지달이라 마포 출입하고 또 추목석이 동이라 지가 부통이라 성주 조상이 발동하고 부모혼이 성몽대고 또한 동자 혼이 성몽하고 밤이면 중하고 낮이면 경하여 성주상과 부모혼을 극진이 위하고 거리 중천에 나가서 동자신을 불러서 착실이 회혼을
비둘기괘	등병은 조문하고 얻은 병이라 두통 열하고 사기에 사지에 심없고 제를면 녹물이 되하여 비포 출입하고 사육지물이 출납하고 객이도 침범하여 성주 대홍 방의 철물이 놓여 있고 토석목이 동하여 조상에 부정지죄요 예방고저 하면 약탄관면 된다

병증에 따른 점괘와 치병의례

실제로 조왕반은 부정이나 동토가 났을 때 씻김굿 시행 전 맨 먼저 행하는 굿으로 <부정경>과 <조왕경>을 읽는다. 상문부정이 들거나 동토가 나면 잡귀를 막기 위해 행한다. 맨 먼저 소금을 동서남북으로 뿌린 후 밥솥에 주걱을 꽂아둔다. 그리고 부뚜막에 소금을 놓고 아궁이에 절구공이를 걸쳐놓는다. 당골은 낫으로 동구대를 탁탁 치면서 〈부정경〉과 〈조왕경〉을 읊는다.[105] 〈부정경〉 사설을 일부 소개하면 다음과 같다.

105) 김진오, 앞의 책, 128~129쪽.

> 영정부정 천지일월 부정 세조합한 삼찬사성 육사두 칠성영정부정 삼합삼천 도술천중 제일부정 초상장사 소대상 부정 산지초귀 부정 로석영정 수화영정 금목영정 세목백목 청목황목 적홍목 영정부정 피곡백미부정 방과내거부정 공미내거부정 취육내거부정 주유내거부정 왕내상인부정 동방청제부정 남방적제부정 서방백제부정 북방흑제부정 웅앙황제부정 동리제앙 삼신부정 천거수 옥거수부정 천덕수 월정일덕수 삼덕수 영정부정을 ㅇㅇ씨 가중에 부정일시 소멸하옵소서[106]

106) 부정경, 김진오, 앞의 책, 128쪽 외 이귀인의 굿문서 참조.

조왕경은 불설 '오방동토경'으로도 기록되어 있으며, 동서남북, 중앙의 다섯 방위의 동토신과 연월일시를 비롯 살이 낀 각 방위 등 집 안팎에 존재하는 동토신을 열거하는 방식으로 구연된다. 조왕반을 할 때 소금을 활용하는 비방은 의학적이라기보다는 '소금의 불제(祓除)의 힘을 믿는 주약적(呪藥的)인 것'[107]이라 할 수 있다. 원인 모르게 몸이 아프면 잔밥을 먹이는데 소금을 바가지에 넣어 가지고 검은 천으로 싸서 이마에 대며 "쐬, 쐬, 쐬" 하며 구축(口柷)한다. 이때에 효험이 있으면 바가지 속의 소금이 점점 줄어든다. 단독(이유 없이 아픈 것)이 나면 바가지에 소금을 넣어가지고 검은 수건으로 싸서 아픈 부위를 밀면서 빈다.[108]

107) 고남심(여, 79세)의 제보.

108) 최덕원, 『남도민속고』, 삼성출판사, 1990, 131쪽.

내륙과 떨어져 고립된 도서지역의 경우 민간요법에 대한 의존도는 높을 수밖에 없다. 의료환경 개선이 더디게 진행되었기 때문이다. 전염병 확산에 따른 질병 퇴치는 신앙에 의존하는 경우가 다반사였다. 1940년대 《동아일보》 기사를 참고하면 무안군내(務安郡內)에 안좌(安佐)에 천연두 발생으로 비금 지도(飛禽 智島)에 각각 전파되어, 장산(長山)에도 천연두 환자가 발생했다. 지도면 선도(智島面 蟬島)의 환자 중에서 사망자가 속출했고, 장산면 오용리(長山面 五龍里)에도 진성 환자가 발생했다고 한다.[109]

109) 《동아일보》, 1940. 1. 26., 智島, 長山에도 痘患者, 十五名中 三名 死亡 木浦署서 防疫에 全力

또 1948년 7월에는 "두화(痘禍)는 어느덧 장산(長山) 비금(飛禽) 암태(岩泰) 지도(智島) 압해(押海) 각면에 만연하야 일반 주민보건에 일대 위협을 끼쳐 전전긍긍하는 차제 또다시 지난 이

삼십(二十三) 일에 지도면 선도(智島面 蟬島)에서 환자 삼십일(三十一) 명이 발생하야 그중 삼(三) 명은 사망하고 대부분은 위험상태에 빠져 있다' 라고 기사화되었다.[110]

110) 《동아일보》, 1948.07. 木浦署 交通遮斷코 種痘施行.

이처럼 도서지역의 특성상 의료기관이 부재하여 응급 환자가 발생해도 대처할 방법을 찾기 어렵고, 속수무책으로 전염이 되었기에, 이에 대응하는 예방과 비책 차원에서 각종 치병 의례가 전승되었다.

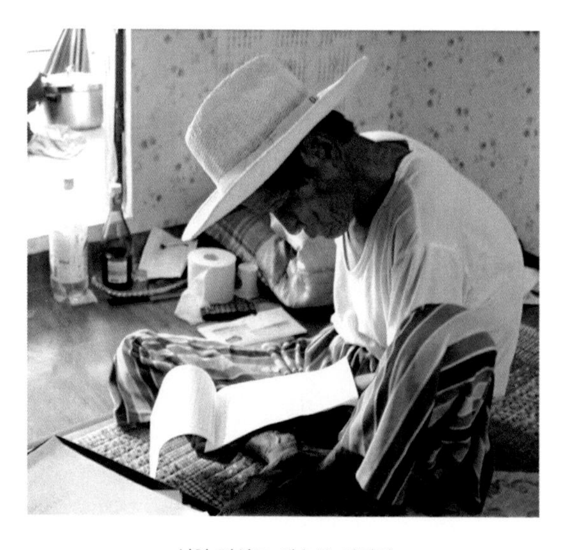

신안 장산도 세습무 이귀인

씻김굿을 주관하는 세습무의 손님굿은 이 천연두를 예방하고 물리치는 굿이다. 『한국민속신앙사전』에 따르면, 마마와 홍역을 앓게 하는 손님신을 모시는 절차이다. 전통적으로 질병을 두려워한 가장 적절한 본보기의 굿이 손님굿이다. 여러 손님네를 잘 모셔야 질병 치료가 가능하다고 하여 다른 고장에서도 마마배 송굿을 하는데 그와 성격이 상통한다. 이 무가의 특징은 열흘 동안 앓는 일련의 과정을 선명하게 집약하고, 이를 통해 신이 무사하게 물러날 수 있는 대상임을 보여준다는 점이다. 신을 섬기는 일은 현상적으로 가시적이지 않지만 신이 보여주는 영험과 자취는 가시적으로 확인된다는 관점을 반영하고 있다. 호구신의 지역적 사례는 현재의 조사 과정에서 명확하게 등장하지 않는다. 호구신에 대한 지역적 사례를 일별한 것으로는 이능화의 언급이 있다. 영남과 호남 지방에서는 이를 서신이라고 하였다.[111] 전염병과 관련한 주술적 관념은 조선 후기 기록에서도 찾아볼 수 있다.

111) 국립민속박물관, 『한국민속신앙사전-가정신앙편』, 2011, 731~733쪽.

> 우리나라의 홍역은 반드시 서북쪽을 쫓아 일어나 굴러서 동남쪽에 이르는데 앞뒤가 모두 그렇다. 일반 풍속에 천연두를 서신(西神)이라 함도 또한 그것이 서쪽을 좇아옴을 말한 것이다.[112]
>
> 천연두의 싹을 내리는 날은 반드시 완성되는 날, 흩어지는 날, 쪼개어 접종하는 날 및 날씨와 달

112) 정약용 지음, 김남일·안상우·정해렴 역주, 앞의 책, 360쪽.

의 두 가지가 합하여 들어맞는 날은 상서롭다. 도리어 세 경우는 능히 아울러 갖추지 못해 완성되는 날과 흩어지는 날도 또한 괜찮다. 만일 사람과 귀신이 있는 날을 만나면 꺼리고 접종할 수 없다. 날씨와 달의 두 가지가 들어맞는 날(1월, 5월, 9월에 있는 병일, 2월, 6월, 10월에 있는 갑일, 3월, 7월, 11월에 있는 임일, 4월, 8월, 12월에 있는 경일)과 사람과 귀신이 있는 날(11일은 콧마루에 있고, 15일은 온몸에 있음)[113]

113) 정약용 지음, 위의 책, 515쪽.

정약용은 『의종금감(醫宗金鑑)』(1742)의 기록에 대해 서술하면서 천연두 접종의 상서로움을 가리는 것을 두고, 부끄러움 없이 종두를 접종하는 의사가 거짓으로 베푼 임시변통의 말이라 하고, 그 기술은 오묘한 것이라 하였다.[114] 여기서 포착할 수 있는 것은 전염병의 치료에 있어 기후 조건이나 운기, 사람과 귀신의 만남 등을 전제로 하는 관습이 당대에 유행했다는 사실이다.

114) 정약용 지음, 앞의 책, 515~516쪽.

바다로 둘러싸인 섬이라는 고립된 입지조건은 20세기에도 주술과 신앙에 기댄 민간요법이 활발하게 전승될 수 있던 중요한 요인 중 하나였다. 예컨대 씻김굿 중 손굿은 손님굿이라고도 일컫는데, 손님은 일반적으로 천연두를 옮긴다는 마마신을 말한다. 손님을 청해서 해를 끼치지 말고 좋게 해주고 가시라는 축원을 하는 굿거리가 바로 손님굿이다. 실제로 신안 장산도의 강부자와 이귀인의 증언에 따르면, 손님굿 외에도 치병을 위한 치성을 자주 올렸다고 한다. 아이가 천연두에 걸렸을 때, 먼저 아이의 생년월일을 따져서 날을 잡는다. 저녁 무렵 아이를 목욕시키고 좋은 옷을 입히고 맑은 물을 먹인 다음 삼신상을 차려 그 집안의 삼신에게 빌면서 병액을 퇴치했다.

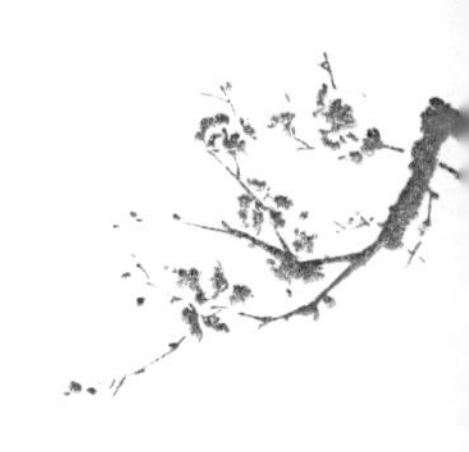

2

가정신앙을 통해 본 치병의례

『한국민속신앙사전: 가정신앙 편』에서 전남 도서 해안 지역의 치병의례와 관련된 사례를 추린 것이다. 본고에 제시한 신안 장산도 씻김굿 보유자였던 고 이귀인과의 만남 이후 몇 달 만에 그가 작고하여 면담을 이어가지 못한 까닭에, 서남해 도서 연안 지역에서 전승된 치병의례의 양상을 파악하고자 하는 뜻에서 이 자료를 본고에 수록한다. 단순히 치성을 지내거나 가정신앙을 설명하는 차원의 내용 외에 질병의 치료나 질병을 예방하기 위한 양상이 구체적으로 드러나는 내용만을 찾아 정리한 것이다.[115]

115) 국립민속박물관, 『한국민속신앙사전-가정신앙편』, 2011의 내용을 인용했으며 문단 나누기에 각주가 생략된 경우 다음 각주 내용과 동일한 쪽에서 인용함.

֍ 객귀 물리기

객귀(客鬼)가 침입하여 생긴 것으로 추정되는 급박한 몸의 이상이나 질병을 치유하기 위한 가정의 축귀(逐鬼) 의례. 외출했다가 귀가하고 나서 갑자기 발병(發病)하는 경우가 많다. 가정주부 또는 무당은 이를 객귀의 소행으로 여기고 바가지에 된장국밥을 마련하여 객귀를 풀어 먹인 뒤 칼로 협박하며 내쫓는다. '객귀 물리기'는 글자 뜻 그대로 객귀를 물리는 행위를 일컫는다. 이곳저곳을 떠돌아다니는 귀신이기에 '손님' 또는 '나그네'라는 훈(訓)의 '객(客)' 자를 붙여 객귀라고 부른다. 객귀는 대부분 제사를 지내 줄 후손이 없는 무주고혼(無主孤魂)이거나, 비극적 죽음을 겪었거나 장례를 치르지 못해 제대로 죽지 못한 망자(亡者)의 혼백(魂魄)이다.

이들은 정식의 조상(祖上)이 되지 못한 채 저승에도 가지 못하고 이승에서 방황하는 불쌍한 귀신이다. 그래서 정처 없이 허공에 떠도는 잡귀(雜鬼)란 뜻에서 우리말로는 '뜬귀(-鬼)', '뜬것'이라고 부른다. 병세(病勢)를 살펴보면, 외출 전에는 아무 일 없이 건강했는데 귀가한 뒤에 느닷없이 두통, 복통, 급체를 일으키거나 오한(惡寒)이 나고 심하게 감기 또는 몸살 기운을 느끼면 객귀에게 씌운 것이 아닌가 의심하게 된다. 이렇게 생긴 병은 병원에 가도 알 수 없고 치료를 받아도 차도가 없다. 침을 맞아도 효험이 없고 약을 먹어도 소용이 없다. 남의 집에 가서 음식을 먹었거나, 다른 집안의 혼례·회갑례·상제례 등에 참석했거나, 특히 상가(喪家) 등 부정(不淨)한 곳에 다녀온 이후에 발병했다면

거의 객귀의 침입으로 간주한다.[116)]

116) 국립민속박물관, 앞의 책, 29쪽.

객귀는 잔칫집, 상가 등을 항상 기웃거리거나 거리노중(路中)을 떠돌기 때문에 그러한 시공간에 있는 사람은 자칫 객귀의 침입을 받기 쉽다. 초상집의 사례를 들면 부정이나 상문살(喪門煞)로 인한 급환(急患)이 아니라 이곳에 모여든 객귀들이 문상객(問喪客)에게 붙어서 발병한 것이다.[117)]

117) 국립민속박물관, 앞의 책, 29쪽.

ꙮ 객귀밥

여수시 돌산읍 우두리 진두마을에서는 명절이나 제사가 돌아오면 그날 거리상을 차려 객귀들을 배불리 먹인다고 한다. 객귀를 위해 상을 차리는 것을 뒷밥, 뒷전밥, 거리밥이라고 하며 흔히 '뒷밥 준다'라고 한다. 뒷밥을 놓을 때는 그릇에 숟가락을 있는 대로 모두 다 걸쳐 놓고 마루나 문 뒤 또는 사람들이 지나가는 거리에 놓아두든가 하여 한 군데에만 놓으면 된다. 또한 새로 집을 지어서 나가려면 물밥(뒷밥)을 해 놓아야 별 탈이 없다고 한다.[118)]

118) 국립민속박물관, 앞의 책, 33쪽.

ꙮ 도깨비고사

전남 여수시 돌산읍 우두리 진두마을에서는 돌림병이 돌 때 메밀을 갈아 메밀묵을 쑨 다음

119) 국립민속박물관, 앞의 책, 137쪽.

고물을 묻혀 버무려 집안 곳곳에 던지면서 도깨비고사를 지낸다.[119)]

⁂ 동지고사

신안군 지도읍 광정리 적거마을에서는 팥죽을 쑤어 가족들이 먹기 전에 먼저 열두 그릇을 떠서 안방의 윗목에다 상을 차리고 정화수와 함께 올린다. 이후에 양푼에다 팥죽을 퍼서 집 주변에 뿌린다. 이렇게 하면 집안에 잡귀가 못 들어온다고 한다. 안방에 떠 놓은 팥죽으로 월점(月占)을 치기도 한다. 먼저 정월부터 섣달까지에 해당하는 팥죽 열두 그릇을 떠 놓은 다음 각각 팥죽이 식은 모양을 보고 월점을 치는 것이다. 즉, 팥죽에 금이 많이 나 있으면 그 달은 가뭄, 곱게 옷을 입은 상태면 비가 많이 올 것으로 점을 치는 것이다.[120)]

120) 국립민속박물관, 앞의 책, 148쪽.

⁂ 동토잡기

집안 식구 중에 누군가가 까닭 없이 아프면 동토가 난 것인지 의심하게 된다. 동토 여부를 확인하는 가장 보편적인 방법은 아궁이 또는 대문 바깥에서 고추를 태워 보는 것이다. 보통 때처럼 매운 냄새가 나면 동토가 나지 않은 것이고, 매운 냄새가 전혀 없으면 동토가 난 것으로 간주한다. 호남지역에서는 동토가 난 곳에 도끼, 망치질을 하여 쇳소리를 내면서 동토경을 읽어 이를 잡는 사례가 많다. 전남 강진군 옴천면 영산리에서는 동정(동토)이 나면 그곳을 왼새끼 줄로 두른다. 그 앞에는 고추와 쑥을 섞은 고춧불을 피운다.

그런 다음 소금을 뿌리고 그 앞에 도끼를 놓은 뒤 이를 작은 망치로 두드리면서 〈동토경〉을 읽는다. 집 안에 못을 잘못 박아서 동정이 나면 식구 가운데 눈이 아픈 사람이 생긴다. 그럼 얼른 못을 빼야 낫는다. 신안군 지도읍 광정리에서는 부엌에서 쇳소리를 내면서 〈동토경〉을 읽은 후에 환자를 대문 바깥으로 데리고 나간다. 그런 다음 머리 위에 바가지를 씌우고 그 위에 칼로 열십자를 긋는다. 그러고 나서 칼을 이내 대문 바깥으로 던진다. 이때 칼은 칼끝이 집 바깥쪽으로 향할 때까지 던진다.[121]

121) 국립민속박물관, 앞의 책, 149~150쪽.

※ 물대

음력 이월에 영등할머니를 모시는 바가지를 받칠 수 있도록 대나무의 한쪽 끝을 깔때기 모양으로 만든 기구. 물대에는 오색 비단이나 작은 한복을 걸어 놓기도 한다. 오색 비단을 걸어 놓으면 눈병이 낫는다고 하며, 옷을 걸어 두면 아이들 재주가 좋아진다고 한다. 물대는 부엌 바닥에 짚을 깔아서 깨끗하게 정리한 다음 그 위에 세워 둔다.[122)]

122) 국립민속박물관, 앞의 책, 179쪽.

ꕥ 오색천

민간신앙에서 오색천을 사용하는 경우는 서낭에 오색천을 헌물로 바칠 때, 영등고사나 배서낭을 모시기 위해 대나무 등에 오색천을 달아매어 깃발로 사용할 때, 무속에서 병굿 등을 하는 과정에서 오색천을 갈라 환자를 닦아 줄 때 등이다.

전남 고흥군 봉래면 신금리에서는 배고사를 지낼 때 오색천을 사용한다. 배에 꽂는 기는 크기가 한 발 정도 되는 오색천이며, 배를 처음 지을 때 마련한 것이다. 명절에만 꽂고 평소에는 접어서 배 안에 보관해 둔다. 여수시 군자동의 진남관 일대에 사는 박신선 보살은 배고사를 지낼 때 오색천을 사용하였다고 한다. 오색천은 댕기처럼 만든 삼색천으로, 예쁜 색깔로 댕기를 들여 놓고 오색실을 그 위에 놓는다. 그 옆에는 명태를 한 마리 달아 놓은 뒤 그 안에 돈을 넣어서 배에 달아 놓는다.

영광군 염산면 옥실4리 대무마을에서도 배서낭을 모실 때 삼색실 세 타래와 삼색천을 백지로 싸서 모셔둔다. 또한 고사를 지낼 때 오색기를 걸어두고, 배서낭을 모실 때 오색기를 접어서 백지로 싼 삼색천 등과 함께 둔다. 이것을 배서낭이라고 여긴다.[123)]

123) 국립민속박물관, 앞의 책, 149~150쪽.

미역

가정신앙에서 산모가 아이를 낳거나 삼신고사를 지낼 때 주로 사용하는 제물. 감곽(甘藿) 또는 해채(海菜)라고도 한다. 미역이 젖이 뭉쳐지지 않게 하면서 소변 배설을 도움으로써 산모의 젖은 잘 나오고 붓기는 빠지는 식품이 된다. 미역은 분명히 산모에게 좋은 식품이다. 일반 민중의 가정신앙에서는 미역국으로 만들어 삼신께 올리는 것이 현재에도 행하여지는 전국적인 현상이다. 집안에 임신부가 있을 때 달이 차오면 쌀, 미역, 기저귀를 장만하여 놓고 기다렸다가 출산과 어린아이 씻기기가 끝난 뒤 곧바로 흰밥과 미역국을 낸다. 먼저 방의 서남쪽 구석을 정갈하게 하고 상 위에 흰밥과 미역국을 세 그릇씩 차려 삼신(三神, 탄생의 신)께 제사를 드린다. 출산 후 3일째 되는 날, 7일째 되는 날, 14일째 되는 날, 21일째 되는 날, 100일째 되는 날에도 이와 같이 삼신께 제사를 드렸다.[124)]

124) 국립민속박물관, 앞의 책, 182~183쪽.

❀ 삼신신앙

전남 강진지역에서는 전북지역과 마찬가지로 삼신을 지앙이라 한다. 산기(産氣)가 보이면 산실(産室) 윗목에 짚을 깔고 위에 미역 한 줄기를 걸쳐 놓은 쌀을 가득 담은 지앙동이와 정화수 한 그릇을 차린다. 아이가 태어나면 지앙동이의 쌀과 미역으로 백반과 미역국을 끓여 산모에게 먹인다. 7일째, 21일째, 28일째, 35일째, 42일째, 49일째 되는 날에도 그대로 한다.[125]

125) 국립민속박물관, 앞의 책, 185쪽.

❀ 비손

전남 보성군 노동면 학동리 갑동에서는 아기가 태어나면 이렛날이나 백일 날 당골을 불러 비손을 했다고 한다. 옹기 자배기(옹구너벅지)에다 물을 부어 채운 후 거기에다 박 바가지를 엎어 놓고는 그것을 두드리며 아기가 잘되기를 빌어주었다고 한다.[126]

126) 국립민속박물관, 앞의 책, 234쪽.

❀ 삼신대

전남에서는 '지앙할매'를 모시는 단지를 '지앙동우'라고 한다. 진도지역에서는 아이를 낳으면 집에서 쓰던 동이를 깨끗하게 씻고 그 안에 쌀을 넣고 위에는 미역을 걸친다. 그 앞에 상을 하나 놓고 위에 물을 한 그릇 떠 놓는다. 이는 지앙할미를 위한 것이다. 쌀과 미역은 산모가 먹는다. 산모는 하루에 여섯 끼까지 먹는다. 특히 초이레, 두이레, 세이레에 산모는 반드시 이 쌀과 미역을 먹는다.[127)]

127) 국립민속박물관, 앞의 책, 258쪽.

ꕥ 삼신 모시기

전라도지역에서는 주로 삼신을 '지앙', '삼시랑'이라고 칭한다. 전남 강진군 성전면 월산마을에서는 산모가 아이를 낳은 뒤 일곱이레 동안 산실 윗목에 '지앙상'을 차려 놓고 위한다. 이레마다 미역국과 밥을 지어 지앙상에 올려놓았다가 산모가 먹는다. 이때 떡을 올리기도 한다. 이를 '이레떡'이라고 한다.[128)]

128) 국립민속박물관, 앞의 책, 264쪽.

ꕥ 고추

아들이 출생하거나 환자가 발생할 때 부정을 씻기 위해 사용한 벽사물. 아들이 출생하면 금줄에 고추를 거는 습속은 우리나라 전역에서 보인다. 집안에 동티가 나면 매운 고추를 태워도 매운 냄새가 나지 않는다고 보았다. 또한 환자가 발생한 경우 환자의 신발에 고추를 비롯한 왕겨, 된장, 소금, 쌀 등을 조금씩 넣고 마당에 나가 불을 사른다. 그러면 동티가 풀리고 환자의 병이 낫는다고 한다. 우리나라 어촌에서 배고사를 지낼 때나 부정을 쓸어내리는 '부정씻이'를 할 때 고춧가루를 뿌리며, 동해안 별신굿에서는 정화수에 고추와 숯을 담근다. 불이나 태양을 상징하는 고추의 붉은색이 부정을 정화하고 매운 맛과 불에 탈 때의 독한 냄새가 부정을 쓸어낸다고 믿기 때문이다.[129]

129) 국립민속박물관, 앞의 책, 47~48쪽.

⛬ 삼짇고사

삼재풀이를 위해 특별한 존재에게 공을 들이기도 한다. 전남 여수시의 한 보살은 일 년 동안 칠성공을 들이면 삼재막이가 된다고 하여 신자들에게 칠성공을 권유한다. 칠성님께 한 달에 한 번씩 시루떡을 쪄 올리고 치성을 드린다. 이 밖에도 집안의 변소신인 측신에게 삼재를 막아 달라고 정성을 들이기도 한다. 삼짇날에는 각 가정에서 고사를 지낼 뿐만 아니라 문중에서 시제를 지내는가 하면 마을에서 동제를 지내기도 한다. 전남 여수시 화양면 안정마을·남면 나발마을·화정면 자봉마을과 제도 마을의 경우, 당제를 지낸다. 당제의 제차는 비슷하며 제의를 마치면 지신밟기 등으로 매구를 치며 하루를 즐긴다.[130]

130) 국립민속박물관, 앞의 책, 282~283쪽.

⁂ 상문풀기

전남 거금도(고흥)에서는 입택 후에 상량 일주년 되는 날 성주 생일제를 지낸다고 한다. 마루의 성주동이 앞에 제상을 차리고 주인이 삼배(三拜)한 다음 목수와 토역 등 건축에 관여한 사람을 초청하여 음식을 나눈다. 말하자면 성주신의 돌잔치로 인식하고 있다.[131]

131) 국립민속박물관, 앞의 책, 294쪽.

⁂ 쌈

질병을 상징하는 것을 몸으로부터 떨쳐 버리는 차원에서 쌈을 싸는 의례는 드물다. 전남 도서지역에서만 확인된 해이밥 뿌리기가 그 대상이다. 음력 정월 열나흗날 저녁에 눈에 다래끼나 몸에 부스럼이 나는 것을 예방하기 위해 밥을 김으로 조그맣게 싸서 만든 김쌈을 우물에 던진다. 이를 '용왕밥 준다'라고 표현한다.[132]

132) 국립민속박물관, 앞의 책, 371쪽.

⁂ 엽

옛날에는 질병이나 흉사 등이 나쁜 귀신의 짓이라고 생각했다. 날카로운 가시에 찔리는 것을 싫어하는 것은 사람이나 귀신이나 마찬가지라고 여기고 가시가 많이 달린 엄나무 등을 집 또는 마을 어귀에 걸어 두어서 흉사 등을 예방하거나 쫓고자 했다. 전남 영광군 군남면에서

는 곳간의 마룻보 위에 사람의 옷을 걸어 놓은 것을 업의 신체로 취한다.[133)]

133) 국립민속박물관, 앞의 책, 464~465쪽.

성주고사

성주신이 가옥뿐만 아니라 질병을 앓게 하고 그에 대한 치료를 해 주는 신으로도 기능한다.[134)]

134) 국립민속박물관, 앞의 책, 315쪽.

조왕

불신(火神)으로, 부엌에서 모셔지는 신령. 민간에서 두드러기 등을 부뚜막 위에서 치료하였다. 이는 부뚜막이 질병을 치료하는 주술적인 힘을 지니고 있다고 믿었기 때문이다. 전남지역에서는 조왕을 대조왕과 소조왕으로 구분하여 대조왕은 불을 지피는 아궁이, 소조왕은 부뚜막 벽에 각각 모신다. 조왕은 인격화로 정지각시, 조왕님네, 조왕할매, 주왕(조왕)각시, 삼덕할망 등과 같이 여성으로 나타난다. 또한 조왕은 각시와 할매(할망), 즉 젊고 아리따운 새색시와 늙은 여자로 동시에 불린다. 반면에 남성 신격으로 인식되어 조왕(주왕)대감, 조상대감 등으로 불리는 지역도 있지만 소수이다. 전남 영광군의 영월 신씨 종가에서는 500여 년 동안 불씨를 이어왔다고 한다.[135)]

135) 국립민속박물관, 앞의 책, 605~607쪽.

⁂ 측신

호남지방에서는 6일, 16일, 26일 등 측신이 변소에 머무르고 있는 날, 변소에 가서 혼자만의 공간이라고 생각하여 불경스럽게 굴면 신경질적인 측신의 비위를 건드려 주당을 맞는다고 한다. 주당은 살과 같은 것이어서 심하면 목숨을 잃을 수도 있다. 이는 측신에 의해 신벌(神罰)을 받는 것이다. 신벌을 받게 되면 갑자기 얼굴이 흙빛으로 변하면서 혼절하고 그대로 두면 숨질 수도 있기 때문에 서둘러서 주당맥이굿을 한다. 왼새끼를 꼬아 환자의 몸을 일곱 매듭으로 묶어 마당의 중앙에 짚을 깔아 뉘어 놓고 풍물굿을 한다. 그리고 절굿공이, 쇠스랑, 괭이 등으로 땅을 찧으면서 환자의 주변을 돈다. 이때 "주당맥이 하자. 주당귀신 물러가라"라고 주언을 한다. 그렇게 되면 환자가 크게 숨을 몰아쉬면서 깨어난다. 이는 무당의 병굿과 마찬가지로 민간의 신앙치료 방법이라고 할 수 있다.[136)]

136) 국립민속박물관, 앞의 책, 674쪽.

⁂ 칠성

전남지역에서는 칠석날 장독대에 물을 떠 놓고 공을 드리는 것을 '칠성공 드린다'라고 한다. 칠성공을 드릴 때에는 남들보다 먼저 일어나서 우물물을 길어와 그 물을 올렸다. 지역에 따라서는 밤에 마당 한가운데 제석을 깔고 그 위에 물 한 동이를 놓은 다음 간단한 제상을 마련하여 주부가 그 앞에서 동서남북을 향해 일곱 번씩 절을 하고 가족의 안녕을 빈다.[137]

137) 국립민속박물관, 앞의 책, 680쪽.

전남지역에서 칠성신은 생사(生死)를 관장하는 신격으로 인식되기 때문에 그에 대한 의례가 주로 칠석날 밤에 행해지는 경우가 일반적이다. 신안군 지도면지역에서는 칠월칠석날 밤에 마당에 멍석을 펴고 그 위에 짚을 깔아서 물동이를 올려놓는다. 주로 자식들을 위해 칠성공을 드린다. 공을 드리는 주부는 물동이를 앞에 두고 해가 뜨는 동쪽을 보고 절을 하며 비손한다. 남이 보면 좋지 않다고 하여 깊은 밤에 주부 혼자 빈다. 비손이 끝나면 물동이에 있는 물을 버리지 않고 집 안으로 가지고 가서 사용한다.[138]

138) 국립민속박물관, 앞의 책, 682~683쪽.

❀ 칠성고사

무병장수와 자손 얻기를 기원하며 칠성신에게 올리는 의례. 태어난 아이의 사주를 보아 칠성을 위하는 날짜를 결정하기도 한다. 마을이나 친인척 가운데 초상이 나면 제삿날을 다시 정한다.

전남 완도지역에서는 임신을 하거나 개를 먹

은 이가 있어도 제사를 연기하였다. 칠성신앙을 버릴 때에는 칠성의 신체가 된 것을 태우거나 물에 띄워 보냈다. 칠성이 내리는 곳이 어딘가에 따라 전남에서는 용왕칠성, 뒤란(뒤뜰)칠성 등이라는 용어를 사용했고 제주도지역에서는 고팡에 좌정한 안칠성과 집 뒤 깨끗한 곳에 좌정한 밧칠성(밖칠성)이란 용어를 각각 사용한다. 전남 여수지역에서는 부처님에게 일 년 동안 공을 드리는 게 칠성공에 좋다고 한다. 이처럼 칠성은 불교와 결합하기도 한다.[139)]

139) 국립민속박물관, 앞의 책, 684~685쪽.

전남 신안군지역에서는 밤에 마당에 돗자리나 덕석을 깔고 가운데 짚 한 움큼을 열십자로 놓은 다음 그 위에 물을 가득 채운 물동이를 올려놓고 칠성공을 드린다. 이때 촛불을 밝히지 않고 작은 그릇에 참기름을 담아서 심지를 만든 뒤 불을 붙인다. 칠성공을 드릴 때는 물동이 앞에서 절을 일곱 번 하고 앉아서 소원하는 바를 빈다. 진도지역에서는 칠석날 밤에 칠성을 모신다. 미리 동이 하나를 사서 깨끗이 씻어 엎어 두고 바가지 하나를 구해 역시 한지로 싸서 준비해둔다. 밤이 되면 마당 한가운데 짚을 깔고 그 위에 물을 가득 담은 물동이를 놓은 다음 물동이 안에다 쌀을 담은 바가지를 띄운다. 바가지에는 양초 일곱 개를 꽂아 불을 붙인다. 그 앞에 쪼그리고 앉아 손을 비비면서 “어디 사는 아무개 자손 누구누구 단명하다니까 칠성님한테 명을 길게 해 달라”라는 내용의 구축(口祝)을 한다. 비는 것이 끝나면 동서남북을 향하여 일곱 번씩 모두 스물여덟 번 절을 한다. 칠성은 일 년에 한 번 칠석날에만 모신다. 함평에서는 특히 자식이 잔병치레를 하거나 먼 길을 떠나면 초 일곱 개를 밝혀서 물 한 잔을 떠 놓고 칠성에게 빈다.[140]

140) 국립민속박물관, 앞의 책, 688쪽.

⸭ 칠성단지

전남 강진군 성전면 월평리에 사는 윤재순 무녀에 따르면 칠성에게 치성을 드릴 때 고추장 항아리 크기의 작은 항아리를 사다가 그 안에 물을 넣고 장독대에 놓는다. 그 위에 일곱 개의 촛불을 밝혀놓고 칠성신에게 절을 한다.

신안군 지도읍 광정리 적거마을에서는 매년 칠월칠석에 칠성을 모신다. 마당에 멍석을 깔고 그 위에 물동이를 놓는다. 칠성에 빌 때는 물동이를 앞에 두고 해가 뜨는 동쪽을 향해 절을 하며 손을 비비면서 빈다. 빌기가 끝나면 물동이에 있는 물은 버리지 않고 집으로 가져가서 쓴다.

전남 영광군 묘량면 영양3리 당산마을에서도 칠성을 위할 때는 마당 한가운데에 짚을 열십자로 놓고 동이에 물을 떠서 그 위에 올려놓은 채 공을 드린다.

영광군 군남면 백양리에서 무업을 하고 있는 문암댁에 따르면 칠성을 위하는 집에서는 뒷문 앞에다 칠성을 모셔놓고 날마다 물을 새로 갈아준다고 한다. 이때 모시는 칠성은 항아리에다 쌀을 반 정도 채워서 그 안에다 물 한 보시기를 떠 놓는 것이다. 물을 새벽마다 새로 갈아준다.

진도의 당골인 채정례 무녀에 따르면 칠성을 모실 때는 칠석날 밤에 마당 한가운데에 짚을 깔고 그 위에 물을 가득 담은 물동이를 놓는다. 이 물동이 안에다 쌀을 담은 바가지를 띄운다. 바가지 안에는 초 일곱 개를 꽂아 불을 붙인다. 그 앞에 쪼그리고 앉아 손을 비비면서 "어디 사는 아무개 자손 누구누구 단명하니까 칠성님한테 명을 길게 해 달라"라고 빈다. 빌기가 끝나면 동서남북을 향하여 일곱 번씩 총 스물여덟 번 절을 한다.[141]

141) 국립민속박물관, 앞의 책, 692~693쪽.

쇠코뚜레

전남 무안군 삼향읍 내화촌에서도 엄나무를 매달아 천연두나 홍역 등을 예방한다고 한다.[142]

142) 국립민속박물관, 앞의 책, 344쪽.

치병의례와 주술치료에 담긴 문화적 의미

치병은 단순히 육체의 질병을 치료하는 차원을 넘어 인간에 대한 치유를 뜻한다. 낙도와 오지의 도서민(島嶼民)들은 육지의 의료환경으로부터 격리된 채 살아간다. 이들은 경제적, 사상적, 인성적, 물질적 자립을 도모하며 살아가는 생활공동체이자 운명공동체이다. 단순히 의료적 차원에서 육체의 질병을 치료하는 것뿐 아니라 일상생활 전반에 걸친 치유의 과정을 '치병생활'이라고 일컬을 수 있을 것이다. 이는 도서민들의 일상생활 속에서 치병을 위한 경험의 공유가 이루어지고 문화적 관습처럼 누대로 축적되어온 지혜의 소산이기도 하다. 민간요법은 지속적으로 전승된 민속적인 치료 행위와 경험적 지식을 총망라한 경험방의 집약체이다.

민간요법에 대한 연구는 합리적인 의술의 일환으로 다루는 실증적 접근과 더불어, 질병에 대한 인식과 치료를 문화적 현상으로 이해하고 인식의 층위와 그 의미를 해석해내는 작업이 수반되어야 한다. 그런 까닭에 본고에서는 도서민의 민간요법과 치병생활의 일환으로서 주술치료와 치병의례의 양상을 함께 다루고 한의약적 지식과 민간요법의 상관성에 대해 파악하고자 했다. 특히 주술적 치료법이 미개하거나 미신에 가깝다는 세간의 편견을 넘어서, 주술적 치료 행위의 기저에 놓인 문화적 의미들을 짚어내고자 했다.

주술은 인간의 믿음에서 비롯된 행위로 이를 수반한 치료법은 심리적 안정을 유도하는 일종의 문화적 장치이기도 했다. 설사 질병의 완치에 실질적인 효과를 보여주지 못하고, 환자가 망자가 되더라도, 믿고 행해야 했던 민간의 주술치료의 과정을 단지 비과학적인 관습으로 치부할 수만은 없다.

그보다는 알 수 없는 병마의 침입에 대항하는 적극적인 대응과 질병으로 인한 죽음의 두려움에 대한 극복, 환자의 고통과 이를 지켜보는 가족과 이웃의 박탈감을 상쇄시켜주었던 문화적 기능을 유념하여 고찰할 필요가 있다. 특히나 전염병의 경우에는 단순히 개인 차원의 문제가 아니라 가족과 이웃, 공동체와 지역으로 확산되기 일쑤여서 도서민의 신앙에 의거한 주술치료는 질병에 사로잡힌 현실을 극복하려는 의지의 표출이라고 할 수 있다.

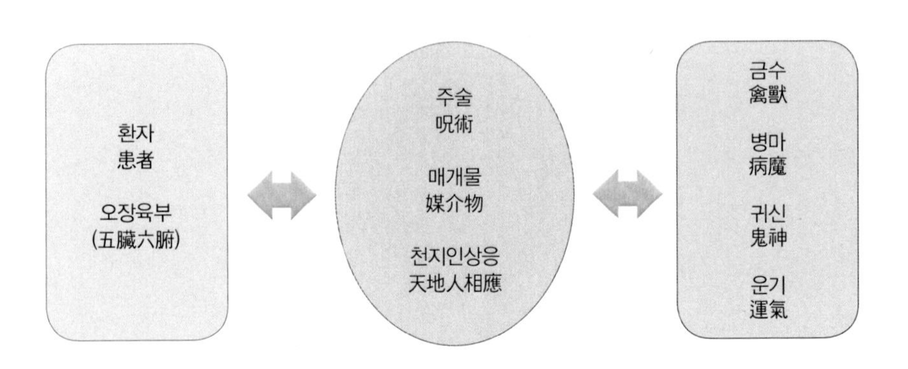

주술치료에 있어 질병과 치병에 대한 관념

치병을 위한 비념은 '작은 굿'이나 '치성', '손비빔'이라고도 일컬어졌다. 이를 치병의례이자 초자연적인 존재에 기댄 주술치료로 범주화할 수 있으며, 민간요법이자 전염병에 대응한 전통지식으로 아우를 수 있다. 이때 천지인상응(天地人相應)의 우주론적 세계관을 작동시키는 중개적 존재로서 무당 또는 신앙민이 주술적 행위를 수행하고, 약용생물이나 세간살이와 같은 매개물을 통해 환자의 오장육부에 스민 병마와 귀신 등의 병인에 대항하여 제거하는 일련의 과정으로 도식화할 수 있다.

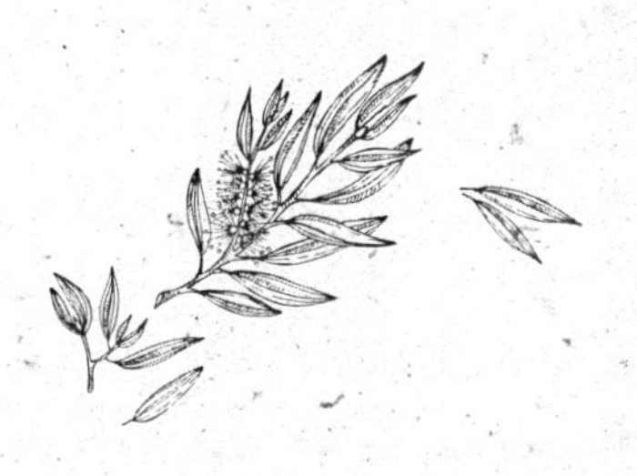

Abstract

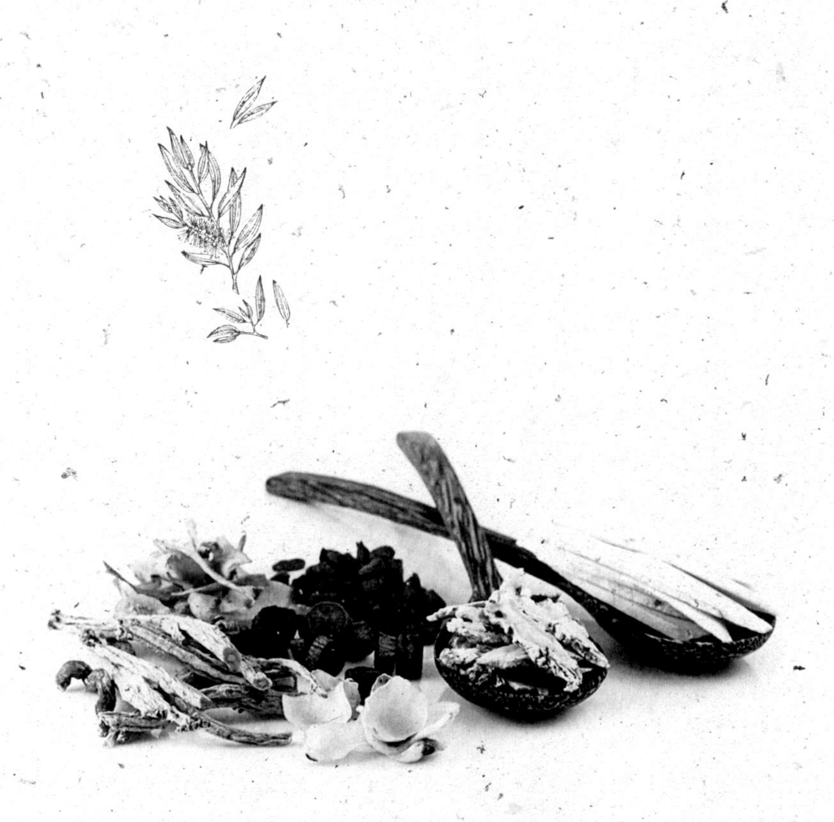

Folk Remedy as Traditional Knowledge and the Remedy Life of Island Residents

The transmission of life of curing diseases and folk remedies of islanders has a correlation with cultural environment and biomass in islands. The process in which drugs for curing are dispensed begins with identification of medicines. Therefore, names of medicinal organisms, the step in which they are called by their names and a literature review documenting their physical characteristics are also important. This is not merely limited to the arrangement of Korean medicinal knowledge. An examination on actual cases of folk remedies using medicinal organism, the core of curing diseases can rediscover the value as its traditional knowledge. This study aimed to understand relationship between Korean medicinal knowledge and folk remedies, by summarizing medicinal organisms used for folk remedies, based on acquired literature data and filed surveys. Above all, it reconsidered the cultural significance of folk remedies. Folk remedies are a natural remedy for the lives of ordinary people and their daily lives, and a cultural countermeasure for the occurrence of diseases. The organic(有機體) world view embedded in folks has been reflected in islanders' recognition on diseases and medical treatments of them. In particular, it is based on the recognition that diseases are developed or cured through shamanic therapies and rituals to cure diseases, according to the order and the generative principle of Nature, human beings and all things in the university.

To remedy a disease means healing human beings beyond the level of simply treating the diseases of the body. Island residents of remote islands and areas live isolated from the medical environment of the mainland. They are a living community and, at the same time, a community of a common destiny advancing economic, ideological, character-wise, and material independence so that they can lead a life capable of self-healing through a long-term view. Surpassing the level of medical treatment aimed at treating the diseases of the body, the process of healing throughout the daily lives of humans is referred to as the 'remedy life'. This involves the sharing of experiences for the remedy of diseases during the daily lives of island residents, and it is also the fruits of wisdom accumulated over successive generations as a cultural custom.

Various medicinal treatments including dietary treatments are closely related to daily life beginning with food, clothing, and shelter. Knowledge concerning remedy experiences, the differentiation of medicinal ingredients, places and techniques for collecting medicinal plants, and processing methods contains unique cultural traditions and history. As treatments independently developed at the base of life for ordinary people, folk remedies are the cultural response and healing methods against the outbreak of diseases. Folk remedies are usually orally transmitted over several generations or often times learned by direct and indirect experience. They include not just intangible knowledge but traditional knowledge on native biological resources. As gyeongheombang, folk remedies are on the same trajectory as traditional knowledge on traditional Korean medicine.

Medicinal organisms go through a process of, first, perceiving the presence or absence of toxicity and effectiveness; second, collecting; and lastly, preparing, before being used as medicines capable of dietary treatment. Because the preparation process for medicines with the purpose of treatment starts off with the identification of medicinal ingredients, the stage of calling the name of the medicinal organism and the process of identifying its properties are most important. In insular areas surrounded by water, the ecological elements surrounding the island become the standard by which the effectiveness of the medicinal organism is determined. Folk remedies or complexly transmitted by word of mouth without clearly distinguishing medicines, non-medicines, and incantatory treatments.

As an act originating from human belief, incantations and the treatments they accompany are a kind of cultural device that induces psychological stability. Even if they fail to exhibit an actual effect towards full recovery from a disease, and the patient dies, the process of incantatory folk treatments performed in faith cannot be regarded simply as unscientific custom. Rather, it is necessary to keep in mind and consider the cultural functions of actively responding to the invasion of an unknowable disease, overcoming of the fear of death from the disease, and the offsetting of the patient's suffering and the sense of deprivation for family and neighbors who observe that suffering. In particular, contagious diseases, rather than remaining as individual problems, often spread to family, neighbors, the community, and region, so incantatory treatments based on the faith of island residents are the expression of the will to overcome a reality overtaken by disease. The present study attempts to examine the cultural meanings at the base of incantatory treatments by surpassing the bias that incantatory treatments are uncivilized or close to superstition. A perception of a correspondence between the heavens and humans can be found in the concept of disease and worldview of island residents. The study is significant in that it is capable of identifying the organic relevance between knowledge of traditional Korean medicine and folk remedies as traditional knowledge.

Folk remedies are an intellectual property and a shared resource that have been shared among members of the community as experiential sciences. Folk remedies are a natural remedy for the lives of ordinary people and their daily lives, and a cultural countermeasure for the occurrence of diseases. The knowledge about the cure, the identification of herbs, the place and the technology of herb collection, and its processing method has a tradition and history as a kind of intellectual property having exchange value. These folk remedies, on the other hand, were regarded as extremely unprofessional, dangerous, superstitious, and scientifically unreasonable and irrational. After the Korean War, the folk remedies have been depressed by the growth of Western medicine, and they have been regarded as insufficient to be an alternative medicine for Oriental medicine. This tendency was particularly prominent during the Japanese colonial period, in which the medicine of Joseon was regarded as primitive medicine, despite the long tradition, and the superstition of dealing with ghosts. On the other hand, various therapies such as diet, psychotherapy and long-term therapy have been recognized as rational medicine and for their practical efficacy. This ambivalent view toward folk remedies remains to this day.

An empirical and systematic approach to cultural interpretation of various clinical treatment processes, including magic therapy and herbal medicine use of biological and cultural resources, is necessary to correct the derogatory view of folk remedies. It is difficult to characterize folk remedies simply by the rationality or scientific criterion. Along with an empirical approach to various dietary and physical treatments that have been established as "reasonable" treatments, it is necessary to understand the recognition of the disease and the treatment action as cultural phenomena. Also, this should be accompanied by a task of interpreting the layer of recognition and its meaning. This paper captures the value of traditional knowledge, which is the core of folk therapy tradition, and discusses the necessity and justification of conservation of traditional knowledge based on the issue of resource security for the access and benefit sharing of genetic resources in the international society. In contemporary society, traditional knowledge has the same physical value as intellectual property and goods. Establishing a basis for the promotion of awareness of the importance of resources and security for the 'access and benefit sharing of genetic resources' under the Convention on Biological Diversity depends on securing intellectual property rights of the local islanders related to the bioculture of the island area.

In addition, efforts should be made to strengthen the provisions on the protection of the seed rights of coastal farmers and fishermen and on the production and harvesting rights of private medicines, as well as on securing the intellectual property rights of the folk medicine owners by granting their rights and benefits. In the case of folk remedies that have been handed down by word of mouth and acts, it is necessary to move forward to contribute to the health maintenance and life improvement in the preventive medicine level, as well as to the practical clinical effects that are scientifically proven. Through academic review and research on folk remedies, it is required to establish standards for medical practices, to establish and support international standardization organizations and institutions for global standardization and preemption. An empirical and systematic approach to the clinical use of biological and cultural resources is needed to demonstrate practical efficacy of folk remedy and to establish itself as an alternative medicine for disease prevention and health promotion as well as for therapeutic purposes.

Traditional knowledge, remedy life, medicinal living things, island residents, folk remedy, medicinal therapy, non-medicinal therapy, complex therapy, charm therapy, diversity, intangible heritage, Gyeongheombang

참고 문헌

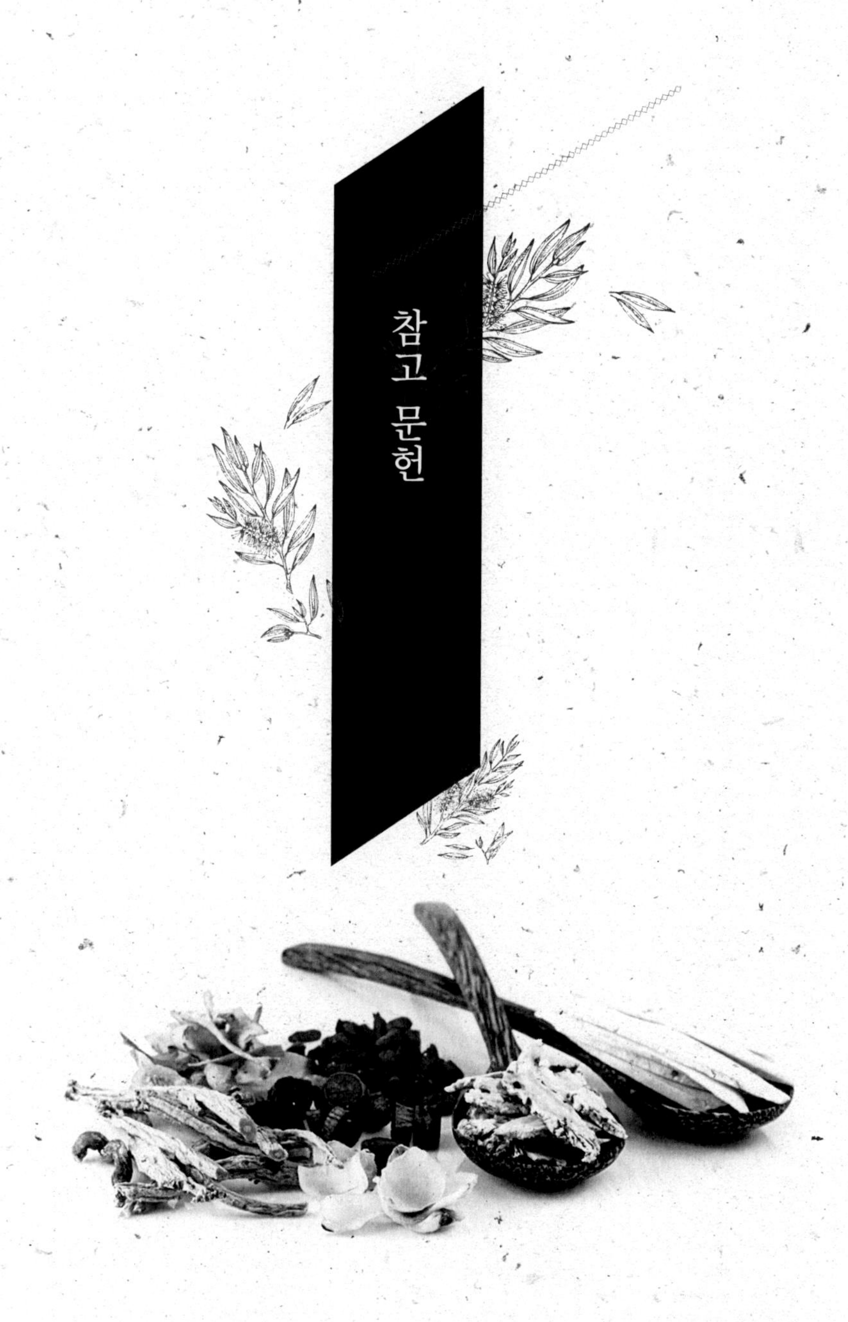

국립민속박물관, 『한국민속신앙사전: 가정신앙 편』, 2011.

강길모·엄재호·도성재·이미진·권석재, 「생물다양성 보전을 위한지적재산권의 역할 연구」, 『Ocean and Polar Research』 29(1), 한국해양과학기술원, 2007.

강석훈·이지은, 「전통지식 발굴조사 방법론 구축과 지식재산권 연계방안」, 『문화정책논총』 26(2), 한국문화관광연구원, 2012.

고광국, 「나고야의정서가 전통지식 보호에 미치는 영향과 그 대응책 -한의약에 관한 전통지식을 중심으로」, 『과학기술법 연구』 19(1), 과학기술법연구원, 2013.

고광국, 「전통의약지식의 보호방안」, 『법학연구』 19(1), 충남대학교 법학연구소, 2008.

고광민·강정식, 『제주도 추는 굿』, 도서출판피아, 2006.

권용란, 「주술개념 형성에 관한 연구-근대 이후 서구를 중심으로」,

『역사민속학』 13호, 한국역사민속학회, 2001.

김대원, 「18세기 민간의료의 성장」, 『한국사론』 39권, 서울대학교 국사학과, 1998.

김덕진, 「19세기말 康津朴氏家의 兵營 진출과 藥局 경영」, 『역사학연구』 제52호, 호남사학회, 2013.

김덕진, 「강재가문의 약국경영과 의학서적」, 제1회 강진역사문화학술심포지엄 '강재 박기현 후손가의 소장문서를 통해 본 조선말기 강진 지역 사회'[주최: 용정사(龍井祠), 한국산학협동연구원(KIURI)/일시: 2013.05.03.(금) 13:30/장소: 강진아트홀소강당].

김두진, 「제주 아홉고랑풀의 사례를 통해 본 약초지식의 탄생」, 『한국학연구』 37, 고려대학교세종캠퍼스 한국학연구소, 2011.

김봉만·김만태, 「『황제내경(黃帝內經)』 오운육기(五運六氣) 학설과 명리학(命理學)의 상응·대비 관계 고찰」, 『인문사회21』 10권(4), 사단법인 아시아문화학술원, 2019.

김아름, 「마마배송굿의 특성 연구」, 한양대 문화인류학과 석사논문, 2008.

김억수·이재영, 「지역환경교육 프로그램 토대로서의 생물문화다양성과 전통생태지식」, 『환경교육』 29(1), 한국환경교육학회, 2016.

김영미, 「고려시대 불교와 전염병 치유문화」, 『이화사학연구』 34권, 이화여자대학교 이화사학연구소, 2007.

김영완, 「전통민간요법의 전승과정과 역사적 연원」, 명지대 박사논문, 2016.

김윤세·김일훈, 『신약(神藥)』, 인산가, 2013.

김윤식, 『지도유배일기』, 신안문화원, 2010.

김진오, 『장산도의 민요와 민속』, 참글문화, 2013.

김태용, 「민간요법의 체계화에 대한 연구」, 동의대 석사논문, 2010.

김태희, 「여성의 산후풍 경험에 관한 연구」, 이화여대 간호학과 박사논문, 2001.

김형근, 「남해안 오귀새남굿의 비교연구-동해안오구굿, 전라남도씻김굿과의 비교를 중심으로」, 『한국무속학』 20권, 한국무속학회, 2010.

김효경, 「동토와 동토잡기」, 『민간신앙』, 민속원, 2011.

김희태, 「세종실록지리지의 장흥토산약재」, 『장흥문화』 32호, 장흥문화원, 2010.

김희태, 「장흥 한방 특구의 역사적 배경」, 『장흥문화』 34호, 장흥문화원, 2012.

김희태, 「『定岡日記』-일제말-광복 직후 장흥 유생의 일기」,『지방사와 지방문화』 1권, 역사문화학회, 1998.

노불, 『운기연역방약편』, 계축문화사, 1995.

노영준, 『역학사전』, 백산출판사, 2007.

무라야마 지준 지음, 김희경 옮김, 『조선의 귀신』, 동문선, 2008.

문재호, 「명리학과 운기학의 질병예측 비교연구」, 동방대학원대학교 박사논문, 2009.

문화재청, 『무형문화유산 보호와 문화다양성 증진-무형문화유산 보호증진을 위한 국제좌담회 결과보고서』, 문화재청, 2007.

박경용, 「사찰민간의료 전승양상 - 한 스님의 사례를 중심으로」, 『한국학 논집』 제41집, 계명대 한국학대학원, 2010.

박경용, 「산청지역 민간요법의 실재와 전승양상」, 『실천민속학연구』 제18호, 실천민속학회, 2011.

박경용, 「생애사적 맥락을 통해 본 전통지식으로서의 민간요법」, 『역사민속학』 제38호 ,한국역사민속학회, 2012.

박수진, 「생물다양성협약상 해양생물자원 관련 주요의제분석을 통한 국내정책의 개선방향에 관한 연구」, 『해양정책연구』 23(1), 한국해양수산개발원, 2007.

박혜영, 「당진 지역 민간요법의 전승과 민속지식」, 『당진의 무형문화유산』, 무형유산원, 2016.

박혜영, 「서남해 도서연안 민간요법의 공유가치와 지식재산으로서 재발견」, 『남도민속연구』 제33권, 남도민속학회, 2016.

박혜영, 「약초와 주술을 활용한 민간의료」, 『재원도』, 국립해양문화재연구소, 2016.

배영동, 「분류적 인지의 민속지식 연구의 가능성과 의의」, 『비교민속학』 57, 비교민속학회, 2015.

백진욱·이강현, 「해양 관련 생물다양성 협약 의제 소개」, 『Korean journal of environmental biology』 32(4), 국립해양생물자원관·㈜마리액트·생물다양성연구소, 2014.

변명환, 「우리나라의 대체의료 현황과 발전방안에 대한 고찰」, 대구한의대학교 보건대학원 석사논문, 2009.

변정환, 「조선시대의 역병에 관련된 질병관과 구료시책」, 『대한보건연구』 11권, 대한보건협회, 1985.

사단법인대한약사회, 『본초학』, 한국생약학협의회, 1994.

손경복, 「환태평양경제 동반자 협정과 의약품 관련 지식재산 및 제도-협정문 내용 변화를 중심으로」, 『보건경제와 정책 연구』 22(2), 의약품정책연구소, 2016.

신용욱, 「약초 민간전승 요법의 다학제 간 접근방식에 의한 조사방법론 연구-경남 산청군의 사례를 중심으로」, 『한국학연구』 42, 고려대학교 한국학연구소, 2012.

신정은, 「유전자원, 전통지식 및 민간전승물의 보호에 관한 국제논의 동향 및 전망-WIPO 정부 간 위원회 논의를 중심으로」, 『지식재산』 21, 특허청, 2002.

신현규 외, 「세계 대체의학 시장의 현황 및 향후 전망에 관한 연구」, 한국한의학연구원, 2007.

안동대학교대학원 민속학과 BK21플러스사업팀, 『송사마을 사람들의 민속과 전승지식』, 민속원, 2015.

안상우, 「판소리 수궁가 의학기사에 내포된 역사성과 조선 후기 민중 의학 지식의 보급-김연수 창본 수궁가의 사설을 대상으로」, 『호남문화연구』 47, 호남학연구원, 2010.

안윤수 외, 「전통지식과 지식재산권」, 농촌진흥청, 2009.

양혜경, 「문헌기록을 통해 본 우리나라 전염병에 대한 고찰」, 충남대 보건대학원 석사논문, 2005.

염원희, 「질병과 신화-질병문학으로서의 손님굿 무가」, 『우리문학연구』 65호, 우리문학회, 2020.

원보영, 『민간의 질병인식과 치료행위에 관한 의료민속학적 연구』, 민속원, 2010).

왕신화, 『중증의약학 고급총서 중의기초 이론』, 인민위생출판사, 2011.

유귀훈, 『종근당스케치』, 매경출판, 2011.

윤동환, 「동해안 무속에서 광인굿의 위상」, 『한국민속학』 제67권, 한국민속학회, 2018.

이경록 ,「고려시대 의료사연구」, 성균관대 박사논문, 2009.

이마무라 도모 지음, 홍양희 옮김, 최혜주 감수, 『조선풍속집 - 제국경찰이 본 조선풍속』, 민속원, 2011.

이부영, 서경란, 「"병굿"의 정신치요학적 고찰-사예 추적 연구를 중심으로, 『심성연구』 13(1), 한국분석심리학회, 1994.

이용범, 「무속치병(治病) 의례의 유형과 치병원리」, 『비교민속학』 제67권, 비교민속학회, 2018.

이용범, 「일제시기 한국민간신앙 연구담론 분석」, 『근대성의 형성과 종교지형의 변동양상-2003년도 과제연구 결과보고서』, 한국학중앙연구원, 2007.

이용범, 「근대의 한국무속」, 『한국무속학』 제11집, 한국무속학회, 2006.

이태원, 『유배지에서 만난 생물들-현산어보를 찾아서 2』, 청어람미디어, 2002.

이필영, 「개인의 피부병에 대한 마을공동체의 치병의례」, 『민속학연구』 7, 2000.

이해준, 「농촌전통지식 자원으로서 구전자료의 가치」, 『향토사 연구』 18집, 한국향토사연구전국협의회, 2006.

이현숙, 「신라의 민간의료인」, 『신라사학보』 4, 2005.

원보영, 『민간의 질병인식과 치료행위에 관한 의료 민속학적 연구』, 민속원, 2010.

인권한, 「판소리사설 약성가 고찰」, 『문학한글』 1, 한글학회, 1987.

전남경찰부(全南警察部), 「전남지방에서의 질병과 미신(全南地方に於ける疾病と迷信)」, 『경무휘보(警務彙報)』 제198호, 1921년 11월 15일.

전석원, 「1884-1990년의 급성 전염병에 대한 개신교의 의료선교사업-

개항기 조선인의 질병관, 의료체계에 대한 의료선교의 계몽주의적 접근」, 『한국기독교와 역사』, 한국기독교역사연구소, 2012.

정명현, 「전통지식의 국제적 보호방안에 관한 고찰」, 『국제경제법연구』 10, 한국국제경제법학회, 2012.

정약용 지음, 김남일·안상우·정해렴 역주, 『마과회통』, 현대실학사, 2009.

정약용 지음, 정문기 옮김, 『자산어보-흑산도의 물고기들』, 지식산업사, 2012.

조경만·김하송, 「조약도의 약용식물에 대한 지역주민들의 경험」. 『도서문화』 12, 1994.

조명래, 「일본의 근대적 질병관에 나타난 문화적 특징에 관한 고찰」, 전남대 석사논문, 2005.

조선총독부 엮음, 한지원 옮김, 『일제의 식민통치와 의료민속 조사보고』, 민속원, 2014.

조재신·김병남, 「전통지식 유전자원에 대한 국제적 논의 동향 및 저작권과 특허권에 의한 보호전략」, 『법학논총』 35, 전남대 법학연구소, 2015.

주강현. 「언어생태전략과 민속지식의 문화다양성」, 『역사민속학』 32, 한국역사민속학회, 2010.

주영하·임경택·남근우 지음, 『제국일본이 그린 조선민속』, 한국학중앙연구원, 2006.

차용철·최상기·정하연 공저, 『오운육기 통변처방』, 보문각, 2018.

최덕원, 『남도민속고』, 삼성출판사, 1990.

최덕원, 『남도의 민속문화』, 밀알, 1994.

최성직, 『오운육기처방학』, 동양서적, 1997.

최오호, 「우리나라 대체의학의 현황과 활성화 방안」, 경기대 석사논문, 2004.

최정기, 「일제하 조선의 나환자 통제에 대한 일연구」, 전남대 석사논문, 1994.

한정훈, 「죽음의 경험적 지식 구성과 이해」, 『민속연구』 37, 안동대 민속학연구소, 2018.

한지원, 「1920년대 경무국위생과 조사보고서를 통해본 의료민속연구」, 『역사민속학』 42, 한국역사민속학회, 2013.

한지원, 「1910년대 『조선위생풍습록』에 나타난 식민지 위생조사와 의료민속 실태」, 『역사민속학』 39, 한국역사민속학회, 2012.

한지원, 「1920년대 경무국 위생과 조사보고서를 통해 본 의료민속 연구」, 『역사민속학』42, 한국역사민속학회, 2013.

한지원, 「조선총독부 의료민속지를 통해 본 위생풍습 연구」, 한국학중앙연구원 석사논문, 2012.

한지원·김진희·이상훈, 「전통민간요법 발굴 및 활용을 위한 기초 연구-한국한의학연구원 민간요법 DB구축 사례를 중심으로」, 『인문콘텐츠』 제30호, 2013.09.

함한희, 「민속지식의 생산과 공공성의 문제 - 마을민속 아카이브 구축과 관련해서」, 『민속연구』 제17집, 2008.

허용호, 「동토잡이 의례의 한 양상-구리시 동창마을 '도두마리경 읽기'를 중심으로」, 『민족문화연구』 제37호, 2002.

홍태한, 「손님굿 무가 연구」, 한국민속학회, 『한국민속학』 10, 1999.

《동아일보》, 1940. 01. 26., 智島, 長山에도 痘患者, 十五名中 三名 死亡 木浦署서 防疫에 全力

《동아일보》, 1948.07. 木浦署 交通遮斷 코 種痘施行.

국사편찬위원회 한국사데이터베이스
http://db.history.go.kr/

고려대학교 해외한국학자료센터
http://kostma.korea.ac.kr/dir/viewIf?uci=RIKS+CRMA+KSM-WZ.0000.0000-20150331.OGURA_179

대한민국 신문아카이브
https://www.nl.go.kr/newspaper/

두산백과

http://terms.naver.com/entry.nhn?docId=1167353&cid=40942&categoryId=33383

문화재청 국가문화유산포털

http://www.heritage.go.kr/heri/cul/culSelectDetail.do?VdkVgwKey=21,03310000,36&pageNo=1_1_1_0

유네스코아태무형유산센터 홈페이지

http://www.ichcap.org/kor/contents

제10차 정부간 위원회의제 14a 문서

http://www.unesco.org/culture/ich/en/10com

한국전통지식포탈

http://www.koreantk.com

한의학고전DB 동의보감

https://www.mediclassics.kr